幸せになる医術
The medical art to make you happy

これが本当の「冷えとり」の手引書

改訂版

進藤義晴・進藤幸恵
Yoshiharu Shindo　Yukie Shindo

PHP研究所

改訂版によせて

『これが本当の「冷えとり」の手引書』が初めて出版されてから、10年以上が経ちました。月日の経つのは早いものです。

私たちが40年ほど前から提唱している「本当の冷えとり」は、何十年経っても変わらない健康法です。以前は、いろんな形で冷えとりが独り歩きしてしまっているな、とちょっと残念に思っていました。それが、おかげさまで『これが本当の「冷えとり」の手引書』によって、だいぶ理解されてきたように感じています。

今回、改訂版として再び発刊されるというお話をいただき、また新たに「本当の冷えとり」が広まる機会を得たことに、心から感謝しています。

「本当の冷えとり」は、誰にでもすぐできて、知らないうちに生活に溶け込める、唯一の健康法といえると思っています。例えば、この本に出てくる入浴法の「半身浴」や「足湯」は、家庭ですぐにでもできますし、冷えとりグッズが手元になければ、なるべくご自宅にある天然素材の靴下を重ね履きし、化学繊維の肌着を天然素材に替えるだけでも、ある程度の効果を実感できるようになると思います。「本当の冷えとり」の一番大切な原則は、常に「頭寒足熱を心がけて、上半身よりも足元をしっかりと温めること」です。ただ、これだけをいつも頭に入れておいてください。

この「頭寒足熱」だけで、健康になっていくだけではなく、不思議に心も温かくなって、知らないうちに周りの人たちとの人間関係も良い方向へ向かっていき、人生も良い方向へ向かうことがあるようです。足元が冷えていると頭に血が上り、いつもイライラ、カリカリしがちです。誰でもそういう人とは疎遠になります。人間は周りの人たちに助けられたり、助けたりすることが幸せだと思います。

そのため、心が温かく丸くならないと周りの人たちとうまくいかず、幸せにはなれません。この本の副題「幸せになる医術」というのはそういう意味があります。

まずは難しく考えずに、この本を参考に「本当の冷えとり」に取り組んでみてください。皆様の健康への第一歩となることができましたら嬉しく思います。

２０２２年11月

進藤義晴　進藤幸恵

はじめに

　大阪大学の医学部を卒業した私は、耳鼻咽喉科の医者になりました。新米の頃は患者さんを診ることに無我夢中でしたが、十数年も経験しますと、治療のためにたくさんお金を使わせたり、長い期間をかけたり、痛い思いをさせたくないと切実に思うようになりました。そして、安く、早く、楽に治すのでなければ患者さんに申し訳ないと大いに悩み、体を部分的に分け、主として局所を診る西洋医学的な検査や治療の方法に限界を感じ始めました。

　病気の根本的な治療は、患部だけに目を向けるのではなく、人間の全体像をとらえなければいけないのです。そこで、他にいい医学はないのか？　と勉強し、行き着いたのが東洋医学でした。知識や理論だけでは納得がいかなかったので、自分の体だけでなく家族を実験台に、鍼灸《しんきゅう》や漢方薬などを試しながらいろいろなことを身につけ学びました。

東洋医学と西洋医学を併用すると治療成績は上がり、受診を希望する患者数も増えていきました。すると、耳鼻科の待合室なのに、ぜんそくや糖尿病、リウマチなど、本来ならば内科や外科で診察する病気の人も並ぶようになっていきました。ところが、患者さんは治るのだけれども、薬は出さない、注射もしない、手術もしないため、保険の点数がとれません。病院の収入は減り、いくら儲けるように指示されても従わなかったために、退職に追い込まれました。

「続けて診てください」という患者さんたちの要望に押され、1981年の4月1日から自宅で開業。その後は東洋医学一本で、部位ごとに考えるのではなく、人間の体全体を診ておりました。

「冷えとり」という療法を発見したのは、1983年の5月、ちょうど満60歳の頃のことです。自分自身、足元の冷えが気になったので温かくしてみたら、体調が良くなりました。そこであれこれ考え、調子の悪い時は「みぞおちから下だけお湯につかる」と治ることに気づきました。これを「半身浴」と呼び、今では女性を中心によく知られているのは、非常に喜ばしいことです。

患者さんに靴下の重ね履きや半身浴で下半身を温める「冷えとり」をすすめたとこ

ろ、治療効果はさらに上がりました。そして私自身、長年の肩こりや歯痛から解放され、風邪もひかなくなったのです。

慢性中耳炎《ちゅうじえん》で補聴器を使っている人が来院したことがあります。30年来、膿《うみ》が出っ放しで、脳膜《のうまく》に炎症を起こすかもしれないと言われていたそうです。冷えとりを実践したら治り、補聴器が必要ないというところまで回復していきました。鼓膜《こまく》がいったん破れると再生は難しいと言われていますが、そんなことはないのだと思い知らされました。

体には自然治癒力があり、常に正常に戻ろうとする力を秘めています。自然治癒力で元に戻ろうとしているのに、それを邪魔する要素＝《イコール》「冷え」があると戻れない。ですから、その邪魔なものをとり、あとは体に備わっている力にまかせればいいのです。「治そう」と思わなくても、病気の原因である「冷え」を取り除けば、自然に「治る」のです。手術、薬、湿布、健康食品や器具などは一切必要ありません。

それから、腎臓をダメにして人工透析を何年かやっている人が、冷えとりを始めて1年くらいで機能回復したという例もあります。西洋医学からみれば、透析をしなくてすむようになるのは奇跡です。その患者さんの担当主治医は、非常に驚いたそうです。しかし、とにかく治ったのですから否定のしようがありませんでした。

このような、嘘のような本当の冷えとり症例がたくさんあります。冷えとり医学は、世間一般の医学とは考え方がまるっきり違います。万病のもとは、「冷え」にあります。食生活や心のゆがみにも気をつけて上手に冷えをとれば、あらゆる病気が治ります。難しいことは少しもありません。

ただ困ったことに、なかなかできない人が多い。「病気の原因になる生活を、自分自身で改善していこう」という気持ちになれない人が多いのです。患者さんにそういう甘い気持ちをもたせてしまうのは、診察をする私の罪悪だと考えて、10年で自宅治療院を閉めました。

最近は、全国各地の冷えとりをやっている人たちに頼まれて、娘の幸恵がアドバイザーとして講演をしています。冷えとりの方法はシンプルですし、本を読んでもらえばわかるのですが、不安が強い人が多いのか、同じことを聞いてくる人が多い。それで娘は苦労していますけれど、これもいい勉強になりますのでやらせています。

冷えとりは、自分でできる医学。自分でためた毒を自分で処理する、骨太な方法です。簡単ですし、効果もすぐに実感できるでしょう。

しかし、「靴下の重ね履きが面倒くさい」「半身浴が耐えられない」と長続きしない。それがだいたい一般の傾向です。医者の処方する薬は黙って何年も飲むのに、自分でできること、すなわち自分のことはなかなか信じられないようです。

瞑眩《めんげん》などの厳しい面もあります。最初はちょっとした快方に驚き喜びますが、次第に自分自身と向き合うことになりますから、それが非常につらいのです。途中で止めてしまう人の本当の理由は、これかもしれません。

しかし、それはあきらめて向き合うしかありません。自分を受け入れるのも助けるのも、自分で始末することが一番の近道なのです。他の誰かに頼っても仕方がないということです。

最初は、ダサイだのカッコ悪いだの言われた5本指の靴下も、比較的受け入れられるようになりましたし、「半身浴」や「足湯」という言葉も一般的になりました。近頃は、靴下を重ね履きすると気持ちいい、と若い女性にも評判がいいと聞いています。今では「冷えとり」という言葉も浸透して、知らない間にいろいろなところで使われているようです。

30年近くかかり、ようやく広まりつつあることは嬉しいことなのですが、間違ったことや根本的な理解をされていないように感じることがあります。このたびあらためて正しい冷えとりをお伝えしたく、幸恵と共著で本書を出すことにいたしました。

くじけそうになったら、本書を読み返してください。正しい冷えとりによって、あなたが自分の足で歩む「正しい活き方」ができるよう、いつも応援しています。

進藤義晴

２０１１年９月

Contents

Part 2

冷えとりを始める――進藤幸恵

Part 3

冷えとりを続ける――進藤幸恵

Part 1
冷えとりを知る

進藤義晴

Part
1-1

本当の冷えとりとは？

point

❶ 冷えとりは、万病に効く！
❷ 半身浴と重ね履きは日常的に
❸ 頭寒足熱&腹八分は原則

✧正しい冷えとりは、どんな病気にも効く

冷えとりは、慢性的な体調不良から、水虫やヘルペス、アトピーなどのアレルギーや皮膚病、不妊症や生理不順、婦人科系の病気、シミ・シワ・白髪、ギックリ腰などの腰痛、うつや不眠症、あらゆるがん、認知症などさまざまな病気に効果があります。まさに万病に効くといっても過言ではありません。

体調が整っていくと、自然に肌がきれいになったり、体重が減ったり、よく眠れるようになったり、疲れにくくなったりという嬉しい効果を感じることになります。

冷えとり生活の基本

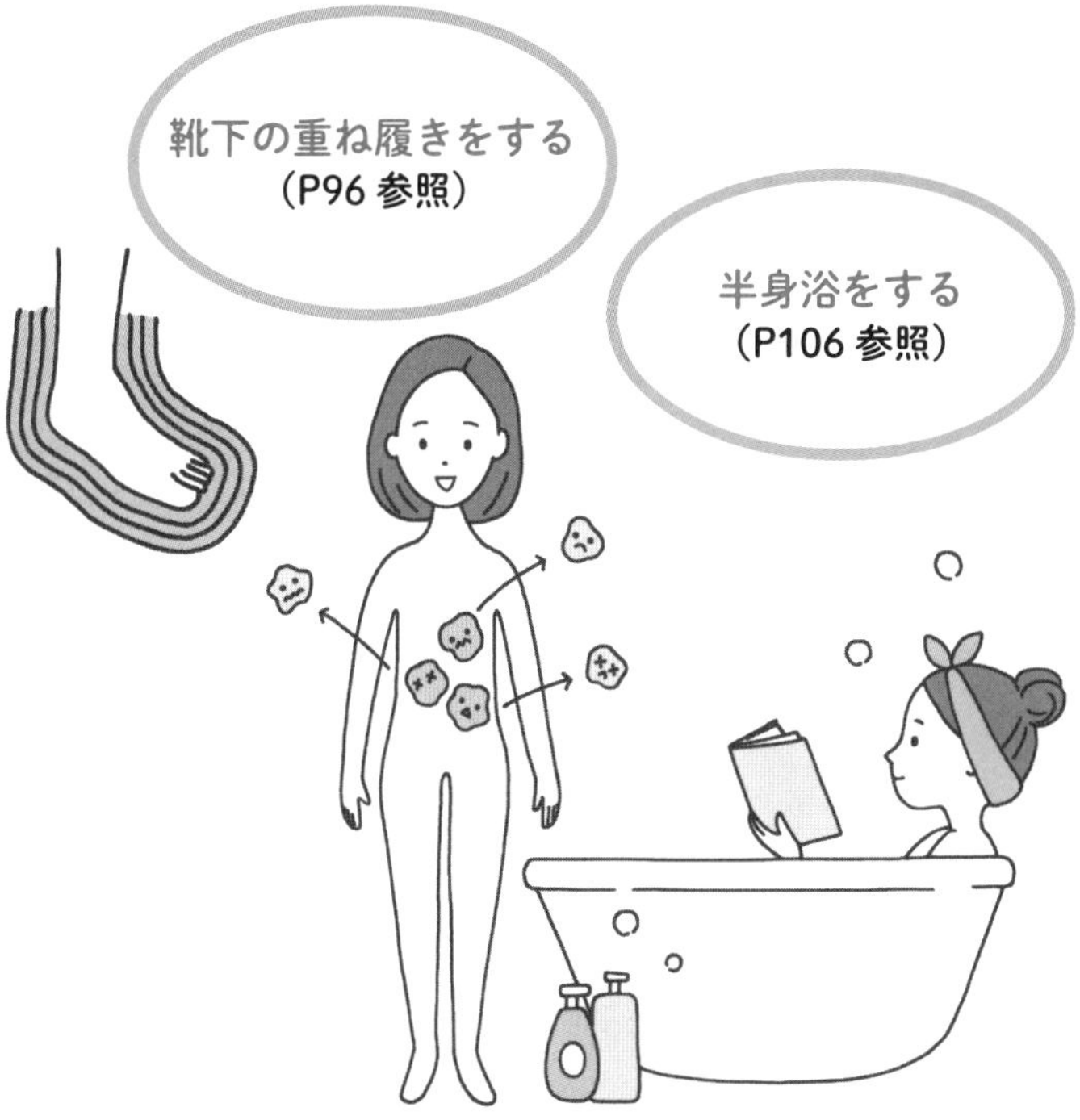
靴下の重ね履きをする
（P96 参照）
半身浴をする
（P106 参照）

- 半身浴は体の芯から温まるよう工夫すると、湯冷めしない。
- 体の調子が悪い時ほど、長く半身浴する。
- 入浴が難しい時は、足湯（P107 参照）をする。
- 風呂からあがったら、まず靴下を履く。
- 靴下は、足首を締めつけないものを選ぶ。
（血行が悪くなる時は、ゴムの部分を抜いてゆるめる）
- 下半身はいつも温かい状態にしておくことが大切。

✧「頭寒足熱」と「腹八分」

テレビ番組や健康雑誌などで、いろいろな健康法や健康食品が宣伝されています。私や娘のところにも、「この治療法はどうでしょうか？」「この健康食品は？」という相談の手紙やメールが届きます。私の本を読んで他のことを聞いてくるのは、「冷えとりをするのが嫌だから……これならどうでしょう」と言っているように聞こえます。冷えとり医学と他の健康法や食事法とは、まるで考え方が違います。ですから、他のものとあわせてそれを質問されるのはちょっと見当違いなのです。

「頭寒足熱」や「腹八分」は、昔から言われている健康の要諦《ようてい》なのに、みなあまり熱心にはやらない。流行りの情報にふりまわされて、しなくてはいけないことが無視されています。

ただし、腹八分、これは訂正しなければなりません。私がずっとやってみた結果、口に少しずつ入れてよく噛《か》んで食べると、30分で腹いっぱいになる。それが適量です。腹いっぱいに食べて、そこで止めればいい。食べ物に感謝しないでガツガツ食べ

食べ過ぎると、いろいろな症状が出る

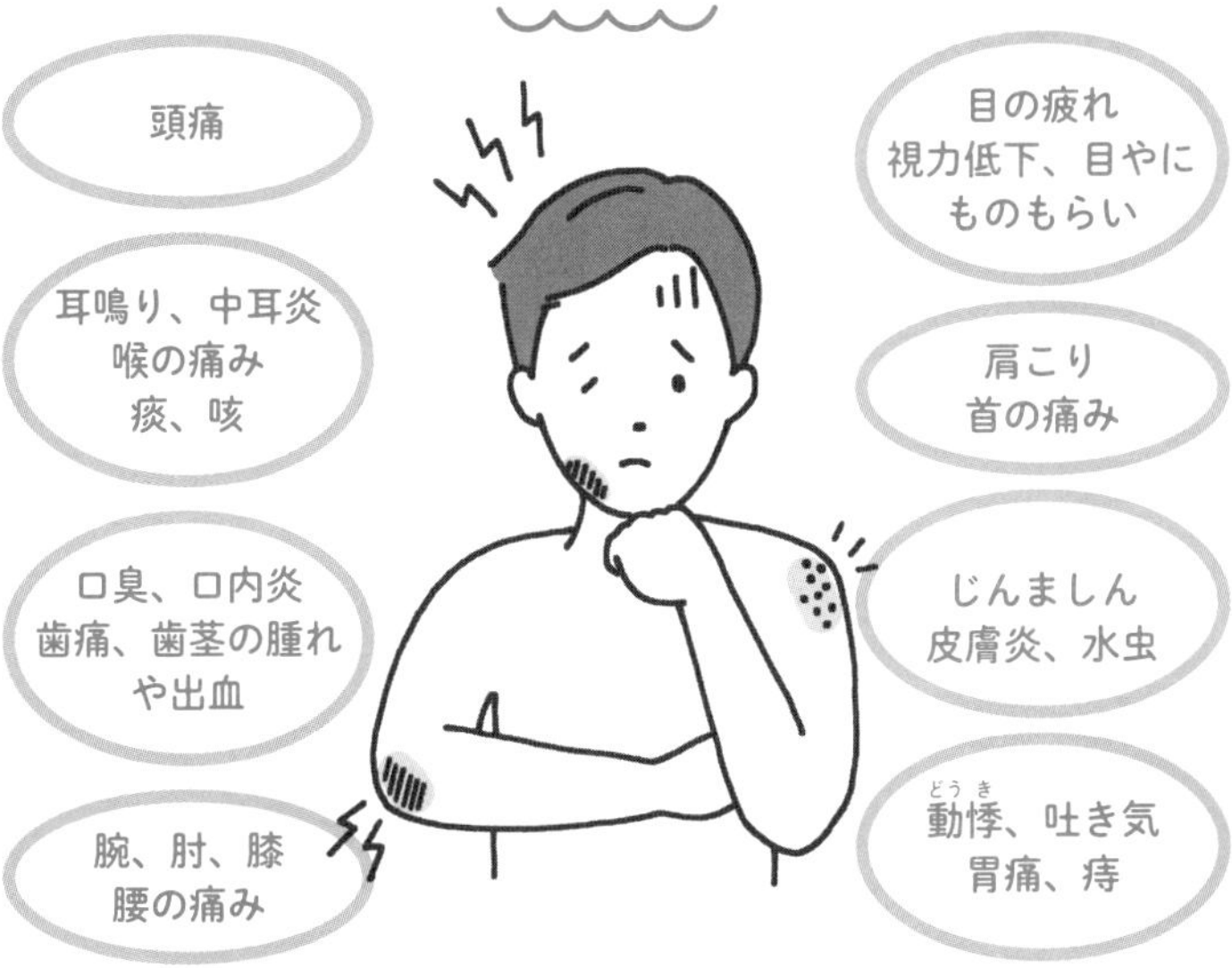
頭痛
耳鳴り、中耳炎
喉の痛み
痰、咳
口臭、口内炎
歯痛、歯茎の腫れ
や出血
腕、肘、膝
腰の痛み
目の疲れ
視力低下、目やに
ものもらい
肩こり
首の痛み
じんましん
皮膚炎、水虫
動悸《どうき》、吐き気
胃痛、痔

症状は体が嫌がっているサインなのです。

てはいけません。そういう食べ方の人は腹六分か五分くらいで止めたほうがいいでしょう。

早食いをするとなかなか満腹にならないので多く食べてしまうのです。

病気のほとんどは、食べ過ぎが原因で起こります。ろくに噛まないで食べると消化吸収が悪く、栄養が十分体に入らない。30分かけてゆっくり食べる暇がない時は、「食事を控えて」という合図だと思うこと。

絶食すると、内臓の毒がよく出ます。

✧冷えとり医学の考え方

私はいろいろな医学を渡り歩いてきました。最後に到達したのが冷えとり医学です。東洋医学の古典には、「草根木皮《そうこんもくひ》（漢方薬など）、これ小薬」「鍼灸、これ中薬」「飲食衣服、これ大薬」と書かれています。

つまり治療法、健康法のなかで、飲む、食べる、着ることなど日常生活を正しくすることが、最大の薬だと言われている。さらに、「身を修め心を治むる、これ薬源なり」という言葉があります。悪いことをしないように身を慎み心を丸く穏やかに保つことが、薬になるというのです。専門的な技術・知識・薬より、正しい生活が何よりも大事です。

冷えとり医学というのは、まさにこれらを実践するものです。病気は自分でこしらえてしまったものですから、自分で治す。この態度で臨んでください。

それでは他の治療法、健康法、医学はどうでしょうか？　医者に頼る、薬に頼る、鍼灸・指圧・マッサージ師など専門知識や技術をもった人に頼る、健康食品に頼る、健康器具に頼る。これらは、あくまで「補助」という考え方です。根本的な治療や対策は、「自分」がカギを握っています。決定権をもっているといってもいいかもしれません。もし、その「補助」役の医者から手遅れと診断された人でも、「自分」はあきらめることなく冷えとりを始めてみればいい。

私だけでなく、長年冷えとりをしている人たちは、驚くような治り方を数え切れないほど経験してきました。私たちにとってはそれが当たり前の出来事です。治らないのは治らない生活をしているからで、治る生活をしていればちゃんと元の健康な体に戻ります。正しい生活をして、体にある毒（P56参照）を出してください。出し切って出る毒がなくなれば、健康を取り戻せるという当然のしくみです。

ところが手術や薬に頼ってばかりいると、毒が出るのを抑えることになります。ますます毒をためこむわけですから、行き場を失った毒は、ついに爆発して時に人を死に至らしめます。

確かに他に頼ってやってもらうほうが楽かもしれません。しかし、総合的に考えたらどうでしょうか。形はどうであれ、自分のことは後から自分に返ってくることに変わりはありません。これは事実ですから、いずれにしても覚悟がいることです。

✧毒を出して健康に

漢方には新旧2つの流派があります。その古いほうの流派では、「汗吐下《かんとげ》」といって病毒が表面にある時は汗にして出す、中へ浸みこんでいる時は吐いて出す、もっと奥深く入っている時は下痢にして出すと言っています。

冷えとり医学でも、体や心から病気の原因となる毒を出し切って真の健康を得るという考え方をします。

しかし、世の中には「苦痛だけをやわらげてほしい」という人が多く、医者のほうも楽にしてやると評判が良くなって儲かるので、後世派《ごせいは》という金《きん》・元《げん》時代（960〜1368年）に始まった漢方の流派では、ついそちらばかりに一生懸命になり、医学が堕落していきました。西洋医学の治療法でも、痛み、吐き気、下痢などの症状を薬によって抑えます。しかしこれでは根本的な解決にならず、しばらくは具合が良くても、毒によってまた体が悪くなるという繰り返しが続きます。

不健康な時は、本能が狂って毒を出す能力が鈍くなっています。しかし、冷えとりをすることで体がだんだん正常になると、排毒作用が強くなります。このため、快方に向かう時に痛みが強くなったり、血が出たり、湿疹が出たり……と、より派手に症状が出ることがあります。こうした好転反応を「瞑眩《めんげん》」と言います。

これらは、一般的な考え方ではないかもしれません。本書では、ひとつひとつをじっくり説明していきます。

軽い瞑眩ならいいのですが、ひどい場合は心身ともにつらいので逃げ出したくなるものです。周囲の人も心配をしてくれて、親切心から病院へ行くようにすすめられたり、薬を使うように言われることがあります。こういう場合どうしたら良いですか？と相談を受けることがあります。

本当は良くなるまで冷えとりをそのまま続けて毒出しをしたほうがいいのですが、いつも私は「その人は、あなたのことを心配して言ってくれているわけですし、関係が悪化してしまうほどなら、すすめに従ってみてはいかがですか」と答えるようにしています。ただ、冷えとりの瞑眩は毒を出す作業、薬などは抑える作業、と相反するため、根本的な効果は得られないこともお伝えしています。

そもそもなぜ瞑眩が起こるのか。次の項目で説明していきます。

Part
1-2

体に起きる変化

point

1 瞑眩には、嬉しい変化とつらい変化がある
2 瞑眩せざれば病治《やまいち》せず
3 どんな変化も素直に受け止める

✧なぜ瞑眩なんてあるの？

よく瞑眩について聞かれます。いわゆる好転反応のことです。

実際は反応が小さく気づかなかったり、冷えとりがきっかけで起こっている不調とは思わずに過ぎていくこともあるようです。物凄く怖がる人がいますが、拍子抜けするようなこともなかにはあります。

すぐに反応が現れると思われがちですが、出る時期も個人差があります。すぐではない場合もありますし、1年後、2年後の場合もあります。また、最初軽く出て、何

年後かして出る人もいます。

しばらくして瞑眩が出てくるのは、毒を出す力が出てきたためです。体が正常になってくると、生命維持の防衛本能が働いて、今までためこんできた毒を強く出そうとします。

最初は平気だったのに、しばらくして変化が起きるのはなぜかというと、それまでは毒を出す力もなかったということ。

出さなければ本当の意味で良くならないので、決して悪いことではないと考えてほしいのです。いずれも悪いところに出ることが多く、その位置については、140ページを参考にしてみてください。

顔や首、両腕、下半身、背中、お尻、足の裏など、人によってさまざまです。症状もまるでアトピー性皮膚炎のようになったり、皮膚がただれてたまらないかゆみが出たり、ひどい痛みが出たりと、これまた人によります。

いずれにしても、長年ためてきた毒です。冷えとりによって体は正常化して毒を出そうとする過程で、心身ともにつらくなることはある程度仕方のないことと考えて、それが真の健康につながると捉《とら》えて乗り越えていきましょう。

✧瞑眩を素直に受け止める

瞑眩が次々と出てきた時は、「いつになったら治るんだろう」「いつになったら終わるんだろう」ということでなく、「ああ、私はこんなに毒をためていた悪い生活を送っていたのか」と思って、もっとしっかり冷えとりをしてみてください。

これまでの症例では、体の自然治癒力を信じて耐えていると、どんなに派手な症状（毒出し）でも落ち着いてきます。ただ、不安や焦りがあると、それが消えるまで長く続きます。「早く治りたい」というのは自分本位な心からきます。形ばかりの冷えとりをやっている人は、毎日毎日毒をつくっているわけですから、瞑眩が続くのは当たり前のことなのです。

非常に極端な例では、肝臓がんの末期の人が治りました。その人は、腹水《ふくすい》がたまってダルマさんのようなお腹になっていて、呼吸が苦しい状態でした。手術するにも、放射線治療をするにも、抗がん剤を投与するにも体力がもたないということで、医者は何の手も打てません。しょうがないから寝かせておくしかないという状態になり、

「あと3カ月もすればおしまいであろう」と宣告された。そのあとお見舞いに行った人から私の冷えとりを教えてもらったその人は、「これをやればいいのか」と、素直に冷えとりをやった。そうすると、始めた晩からオナラがたくさん出たそうです。「ああ、これが毒出し瞑眩というやつか」と思いながら寝こんでしまい、朝起きてみたら腹水がなくなっていた。ひと晩で普通のお腹になり、そのあともどんどん良くなってがんが完全に消えてしまい、3カ月で退院しました。

退院して2週間ほどした頃に、大量の血を吐きました。もちろんこれも毒です。古い、奥の深いところの毒が出てきたのです。家の人は大慌てで救急車を呼んで病院へ入れた。けれどもご本人は、「まだ残っていたんだねえ」とケラケラ笑っていたらしい。一応入院して翌朝調べたら何もなかった。

素直に取り組める人は非常に珍しいのですが、このようにケロリとした感じで、あまり片意地を張らず、原則をきちんと守って冷えとりをすれば治ってしまうのです。すると病院に行かなくてよくなります。医者にかからなくてもよい方法を医者が教えているというのは非常におもしろい話ですが、医者をいらなくすることが、本当の医者の役目だと私は思うのです。

✧不思議な体の力

瞑眩に不安を抱かないで受け入れていると、激しい出血や吐き下しがあっても、貧血になったり脱水状態になったりすることはありません。これは「毒の気」が形を変えて出ているだけで、本物の血液や水分ではないからです。一番大事なのは、どういう症状であれ、毒が出るのだからそれでいいという考えをもつことなのです。

赤ん坊の頭より大きな子宮筋腫ができた女性がいて、手術をしなさいと言われた時に冷えとりを教えられたそうです。始めたとたん大出血があり、介護用の紙おむつでもあふれるくらいだった。ところがこの女性は、「子宮筋腫の毒が溶けて出ていく、これはいいことだ」と思って続けたのです。4、5日すると筋腫は小さくなり、出血は15日でピタッと止まりました。

婦人科で診てもらったら、子宮の中はきれいで血の色もないという。つまり、筋腫の毒が血液の姿をして出ていき、本物の血液は1滴も出ていないのです。医者は「あんな大きな子宮筋腫が1カ月足らずの間になくなるわけがない」とびっくりして3回くらい検査したそうです。しかし、血液検査をしても貧血ではなかった。私に言わせれば、それは当たり前。そういかない場合は冷えとりのやり方が悪い。それに、信じてやらない人は貧血になってフラフラします。

また、腫瘍《しゅよう》の疑いがあるということで、30歳を過ぎて卵巣の大部分を取った女性がいます。もちろん生理が止まり、胸のふくらみがなくなった。体調は悪いままであれやこれや試していて、45歳で冷えとりを始めたところ、やはりものすごい瞑眩があった。毎日吐いてミイラのようにやせ、2年間、体がだるい、頭が痛い、めまいがする、お腹が痛いという状態だったそうです。

ところが何とか頑張って、ふと「死にそうな思いをしたけれど、私ちゃんとまだ生きているな」と思ったとたん考えが変わり、それからだんだん元気になった。そして50歳でまた生理が始まって、胸がふくらんできて体重も元に（正常に）戻ったそうです。生理は卵巣の働きによるものですから、これは切り取られた卵巣が再生したと考えられます。この女性は、そうなってから初めて私に報告をしてくれました。瞑眩で苦しんでいる時には、何も泣き言を言わず、体が元に戻って初めて、私に手紙をくれました。

Part 1-3

人は誰もが「冷え」を抱えている

point

❶ 下半身は体温が低い
❷ 冷えと気の巡りは関係が深い
❸ 「ほてり」も立派な冷え

✧上半身と下半身では体温が違う

世の中の多くの人は、自分に「冷え」があるとは感じていません。しかし実際に私たちの体をサーモグラフィー（皮膚の温度分布を測定する装置）で見てみると、例外なく足元が冷えています。心臓を中心に37℃前後ある上半身に対し、下半身は下へいくにしたがって低くなってゆき、足元は31℃以下になっています。上半身と足元では、6℃前後も差があるのです。半身浴や靴下の重ね履きで、下半身を温かく上半身を涼しく「頭寒足熱」のバランス良い状態にすることが、冷えとりの基本です。

「冷え」の状態とは？

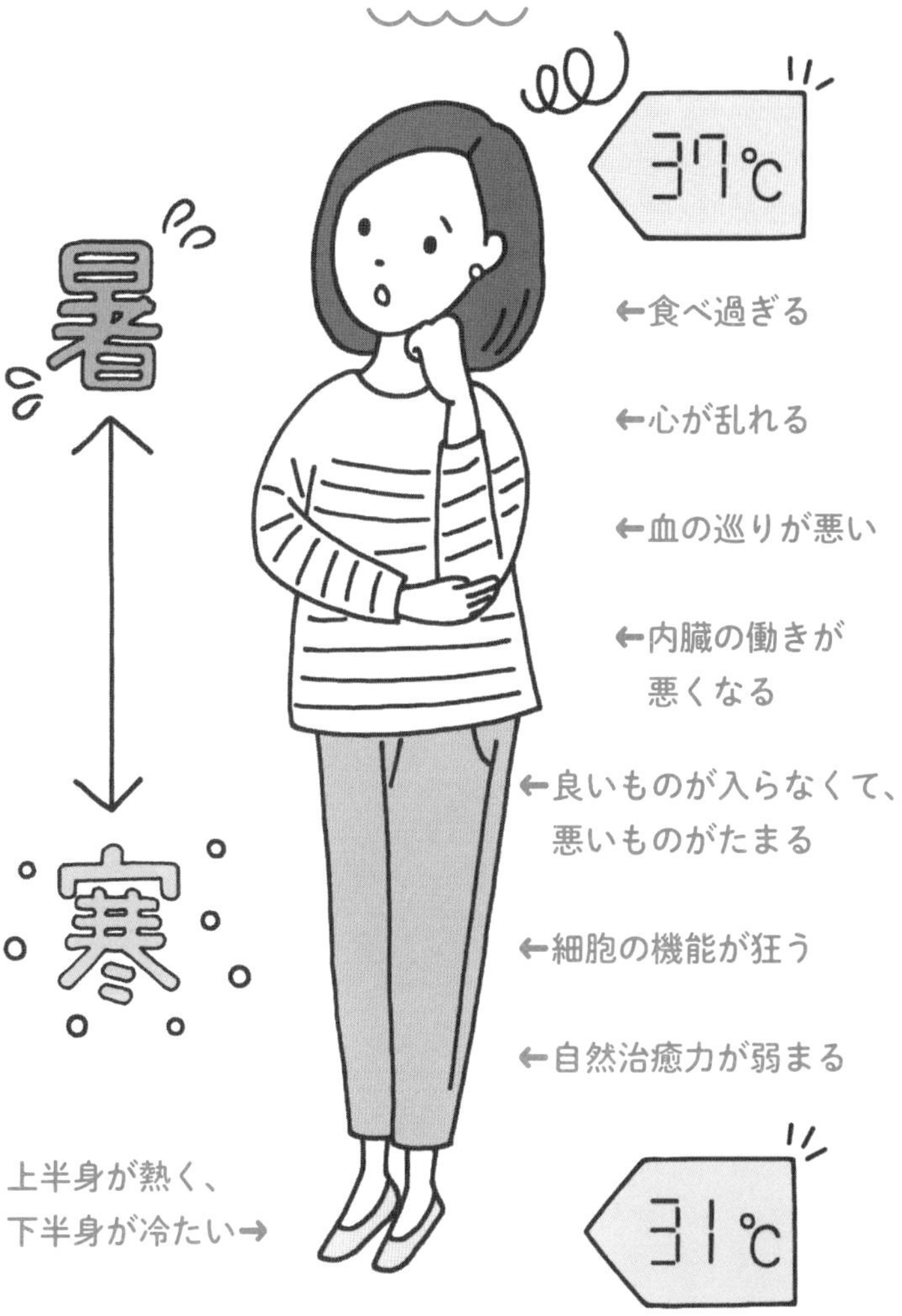
暑
寒
37℃
←食べ過ぎる
←心が乱れる
←血の巡りが悪い
←内臓の働きが悪くなる
←良いものが入らなくて、悪いものがたまる
←細胞の機能が狂う
←自然治癒力が弱まる
上半身が熱く、下半身が冷たい→
31℃

✧「冷え」があると、気の巡りが悪くなる

生命維持のために重要な臓器のほとんどが、体の上半身に集まっています。心臓、肺、肝臓、消化器（脾臓《ひぞう》・膵臓《すいぞう》）、腎臓、そして脳も、24時間働いていて発熱器官になります。胴体や頭はこれらが発散する熱を受けるために冷たくなりにくいのですが、内臓が少ない下腹部や足元は、いつも体温が低く冷えています。

東洋医学には、陰陽2種の気が体内を循環していれば健康、循環が乱れて滞《とどこお》ると病気になるという考えがあります。

陰の気は下から上にあがり、陽の気は上から下へさがる性質をもっています。ところが陰の気は冷たいところが好き、陽の気は温かいところが好き。ですから足元が冷たくて上半身が温かいと、陰の気は上へあがろうとせず、陽の気はさがっていきたがらず、気の巡りが悪くなるのです。気と血は同時に巡るとされており、気の巡りが悪ければ当然血の巡りも悪くなります。

こうして体の上下の温度差ができてしまった状態が「冷え」です。冷えがあると血

気の巡りは血の巡り

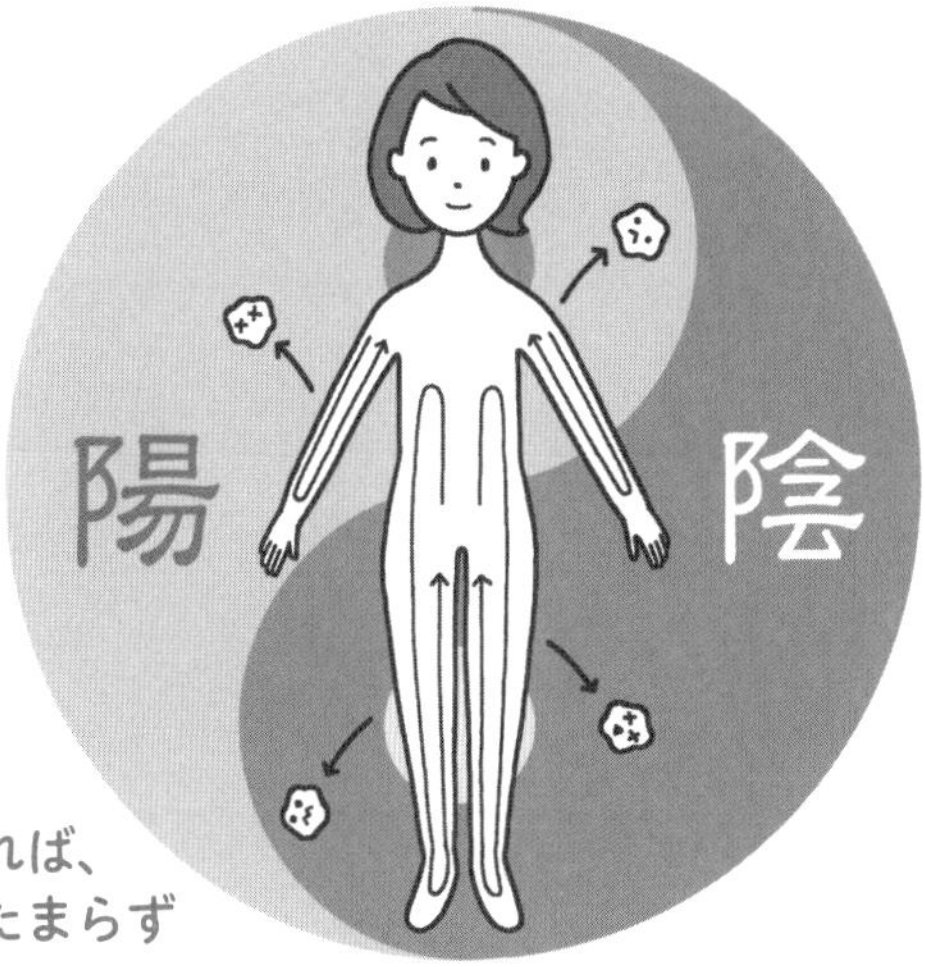

**冷えをとって
気の巡りを良くすれば、
悪いものが体内にたまらず
出ていきます。**

管が縮んで血液の流れが悪くなり、血行不良が起こります。そして動脈から十分な血液がこないと、体全体の細胞に必要なだけの酸素や栄養分が供給されません。また、そういうところでできた老廃物や疲労物質を運び去ることもできなくなります。

こうして細胞の機能が鈍ったり狂い出すと、内臓機能の働きも悪くなり、免疫力の低下、潰瘍《かいよう》の形成、腫瘍細胞の発生などにつながります。

そうなったからといって、血管拡張剤などで改善しようとしても良くはなりません。冷えとりで血管を拡がるようにすればいいのです。

✧「冷え」と「冷え性」は違う

冷えが血の巡りを悪くし、病気の源をつくりだす怖いものだとおわかりいただけたでしょうか。公立病院を退職後、自宅開業をしてから、私は東洋医学だけの治療に切り替えました。次第に、東洋医学で病気の原因としている「六淫六邪《ろくいんろくじゃ》」のなかの「寒邪《かんじゃ》」が気になってきました。漢方のバイブルといわれる『傷寒論《しょうかんろん》』でも、寒邪による病態とその対策が、詳細かつ系統的に解説されています。体は冷え、暑さ、風、乾燥、湿気などの影響で悪くなります。人によって湿気であるとか乾燥であるとか原因に違いがあり、どの影響を受けているかは手首のツボを見るとわかります。ところが冷えの影響は全員に出ていることに気づいたのです。

それで、「あなたには冷えがある」と告げますと、「私は足がほてるくらいだから、冷え性のはずがない」と答える人が多い。冷え性のように手足の冷たさを自覚していなくても、足がほてるということは冷えている証拠なのです。足元を冷やしたまま上半身に重ね着をして温めていると、足がほてります。そして、ほてっているから冷えていないと勘違いして寒い時でも素足でいるため、ますますひどくなります。そのため、自覚のない人のほうが重症の冷えを抱えこんでいることがあります。

日常から体を冷やすような服装、食事、生活態度をしていることで、本能が狂うということもあります。つまり、間違った生活のため、冷えに慣れっこになってしまっている。冷えを感じるべき本能が働かない状態になっているのです。

気づかないまま冷えが進んでしまうと、人間の体には恒常性を保とうとする働きがあるため、進み過ぎた冷えをなくそうとして発熱が起きます。**「体がほてって困る」と感じている人は、かなり冷えが進んでいるという体の警告**だと考えなければいけません。末期に近い冷えになると、体のあちこちに下水管の壁についたヘドロと同じような「古血《ふるち》」がたまり、発熱も追いつかなくなって冷えを感じるようになります。そして、足元の冷えを訴え、夏でも寒がります。たとえ冷えをさほど感じていなくてもさまざまな症状を併発していることが多いのです。

足元が冷たく、上半身がポッポと熱くなって顔が赤らんだのぼせの状態を「冷えのぼせ」と言います。また、興奮して頭に血が上った時は、頭が熱く足元が冷えた「のぼせ冷え」の状態になります。こちらは精神的な冷えです。

✧まずは「冷え」を自己診断

手足や下腹部など、とくに体の冷えが自覚される症状を「冷え性」と言います。女性の下腹部には子宮や卵巣があり、男性の下腹部より臓器が多くて構造が複雑なため、冷えによる古血がたまりやすくなっています。そして、古血ができると性器の調子が落ち、また古血をつくるという悪循環が起こる。これらは不妊症の原因の1つです。

一般的に冷え性は女性特有のものだと思われがちですが、冷えは性別とはまったく関係ありません。男性でも、手足が冷たいと訴えて来院する人が結構いました。

体に冷えがたまって具合が悪いという状態は、たとえて言えば川の水がゴミや汚染物質で汚れているようなものです。一生懸命ゴミを拾ったり浄化剤を撒いたりしても、汚れの大もとを断たなければ川はきれいになりません。体も同じで、病気の源をつくり出す冷えをとらなければ、汚れがどんどんたまって病気になってしまうのです。

ここでは、簡単な自己診断チェック表を載せておきます。積極的に冷えとりをして体内の血液を循環させ、たまった老廃物や疲労物質を外へ出すようにしましょう。

「冷え」自己診断チェックシート

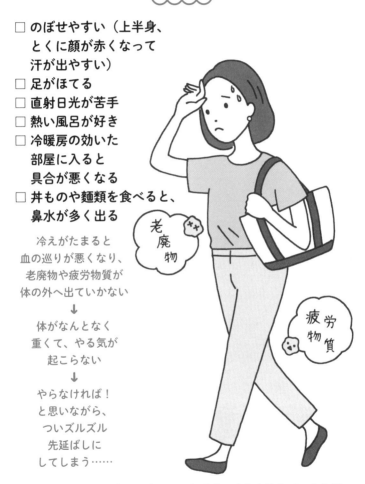

□ のぼせやすい（上半身、
とくに顔が赤くなって
汗が出やすい）
□ 足がほてる
□ 直射日光が苦手
□ 熱い風呂が好き
□ 冷暖房の効いた
部屋に入ると
具合が悪くなる
□ 丼ものや麺類を食べると、
鼻水が多く出る

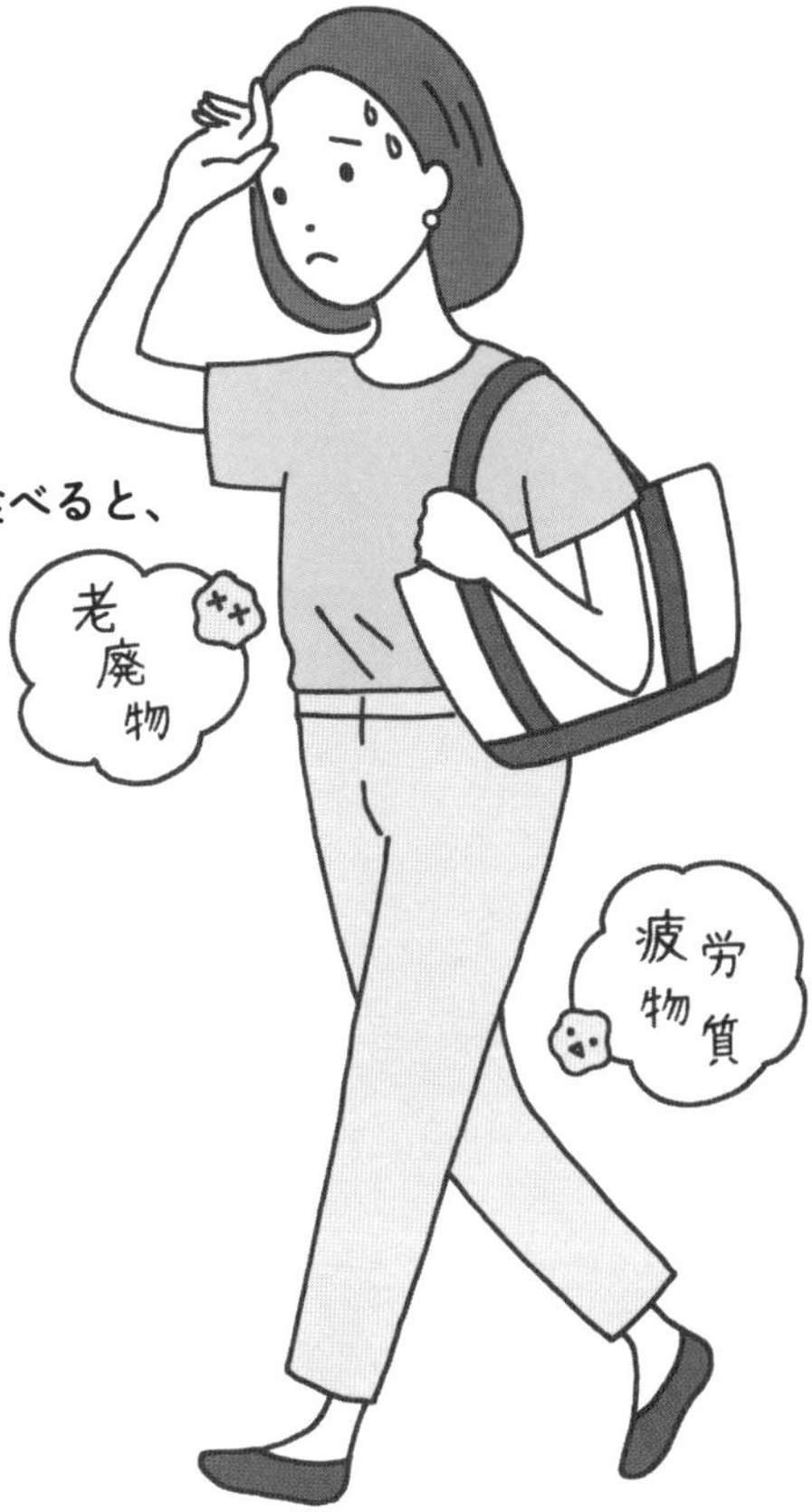

冷えがたまると
血の巡りが悪くなり、
老廃物や疲労物質が
体の外へ出ていかない
↓
体がなんとなく
重くて、やる気が
起こらない
↓
やらなければ！
と思いながら、
ついズルズル
先延ばしに
してしまう……

＊寒がりの人、汗が出ない人は、より重症の冷えを抱えていると思ってください。

Part 1-4

「健康」ってなんだろう?

point

1 病気には潜伏期間がある
2 病状だけを消してもダメ
3 顔色と臓器には関わりがある

✧「病状がない=健康」ではない

病気は発病する以前に、自覚症状のない潜伏期間があります。この時には検査をしても正常な数値が出るので、一般的には「健康」とされます。例えば人間ドックで太鼓判を押されて帰ってきたその3日後に心不全で亡くなったり、毎年きちんと胃がん検診を受けている人が、その2カ月後に異変を感じて検査を受けたら胃がんだったということがあります。別に検査に間違いがあったわけではありません。病気の潜伏期間中だったからわからなかったということなのです。

私たちの体には、自然治癒力とか自然良能と呼ばれる能力が備わっています。そして常に体を正常な状態に保ち、病的な状態を治そうとしています。

ところが冷えがあると、その働きは弱められ、ゆがめられたものになってしまうのです。そうすると、足元をいっそう冷やしたくなったり、お腹いっぱい食べたくなったり、健康を損なうようなことが好きになってきます。すると病毒は増加し、体にたまっていきます。そして限度を超してしまった時に初めて、病気が目に見える状態になります。現代の医学では、このようにしてたまり過ぎてしまった毒が血管の中や尿の中へ出てきたり、腫瘍細胞、ポリープ、潰瘍という具体的なものになった状態を、「病気」と言います。何らかの疾患という形で現れる前にすでに病毒があるのですが、これは西洋医学ではわからないのです。

このようにして毒をためるだけため、「あんなに元気だったのに」とあっけなく世を去ってしまう人がいます。その一方ではすぐに風邪をひいたりお腹を下してしまうため「体が弱くてあまり長く生きられないだろう」などと言われながら、結構長生きする人がいます。この人は、体の毒をしょっちゅう出しているということになります。これを、「一病息災《いちびょうそくさい》」と言います。

✧症状を消しただけでは治らない

医学部に入った時、中国の古典に書かれている医者の上・中・下についてよく講義で教えられました。「下医、病を治し」「中医、人を治し」「上医、国を治す」。そういった思想に共感しましたから、病を治せる医者、人を治せる医者を目指しました。

西洋医学だけで診察していた頃は、手術や治療をして完治した患者さんが、数年後に同じ病気で戻ってくることにずいぶん悩みました。そして症状を薬で抑えたり、手術で切り取るだけの医学に限界を感じ、独自の冷えとり医学にたどりついたわけです。

西洋医学では、病気を治すというより、症状を消すことが優先です。治療を行なったあと検査をして、そこに病巣が見当たらず、数値が一定基準を満たしていれば、治ったことになる、という医療です。

冷えとり医学の考えでいくと、たとえ激しい症状があったとしても仕方ない。体の毒が出ていくということですから、悪いことなんかではなく、むしろ良いことなのです。出す毒がなくなりさえすれば、症状もなくなって真の健康を取り戻せます。

ところが、今の医学ではその毒を出さないようにします。つまり、症状を消す（止める）ということをします。そうすると、毒は内臓にたまったまま。そしていつかまた同じところに症状が出るかもしれませんし、他のところに出てくるかもしれない。

例えば、肺の病気を一生懸命に治したと思ったら、肝臓の病気になってしまった。これは人間の体を全体として診ると、当然考えられることなのです。でも西洋医学の場合、そういうことは一切頭にありません。出てきた症状を消せばいい、他のところに出た場合は、そこの専門医がやればいいというのが、今の医者の考え方になってしまっているのです。しかも、ずいぶん細分化してきました。

今はあらゆる診療科が存在します。消化器内科、消化器外科、呼吸器内科、呼吸器外科、循環器内科、循環器外科、血液内科……西洋医学の研究が進んだ結果といえますが、より自分の体は自分で責任をもつことを求められる時代になりました。

病気はたまたま見つかった一点だけに集中して治療しても、あまり意味がありません。おそらく、あなたの体は理由があって病気になったはずです。その根源的な部分を見逃して、症状という表層部分だけ解決したつもりでも、本来の病気の種は体のどこかに潜んだままとなり、いずれは形を変えて現れる、というわけです。

✧ 顔色を見れば、どの臓器が悪いかわかる

人の健康状態は、その顔色を見ればはっきりわかります。東洋医学の陰陽《いんよう》五《ご》行説《ぎょうせつ》では、五臓六腑がそれぞれ赤、白、青、黄、黒の5色と対応されています（P69参照）。そして健康な時は、これらすべての色がおよそ平均して混ざり合ったきれいな薄い色をしていて、肌には艶《つや》があります。

内臓と肌の色は深く関係しています。心臓（循環器）と小腸が悪ければ赤色、肺（呼吸器）と大腸が悪ければ白色、肝臓と胆のうが悪ければ青色、脾臓・膵臓（消化器）と胃が悪ければ黄色、腎臓と膀胱が悪ければ黒色が出てきます。つまり、顔の色を見ただけで病気がわかります。

病院の検査などで正常だと言われても、これらの色の1つ、あるいは2つの色が顔に色濃く出ていて、しかも艶がないという場合は気をつけてください。本人に自覚症状がない場合でも、病気の種があると考えてよいでしょう。例えば色白の人は、便秘が多いと言われています。便秘は一般的に大腸の病気と考えられています。大腸は肺

顔色と内臓の関係

色	対応する内臓と腑	多い病気
赤	心臓（循環器）、小腸	心臓疾患、リウマチ性疾患
白	肺（呼吸器）、大腸	潰瘍性疾患、便秘、皮膚病
青	肝臓、胆のう	肝炎、中枢神経疾患
黄	脾臓・膵臓（消化器）、胃	糖尿病、十二指腸疾患、胃の疾患
黒	腎臓、膀胱	腎不全、膀胱炎、婦人科疾患、前立腺肥大

の腑で、顔色に白が出ます。ですから、必ずしも「色白美人」と喜んでばかりいられません。

冷えとりをして体の毒を出していくと、だんだんそれらの色が薄くなり、肌の艶も戻ってきます。また、たとえ瞑眩で派手に症状が出ている場合でも、悪化しているのか治りつつあるのかは、顔色でわかります。

色の出方は体の具合の悪さによっても違いますし、心臓なら心臓のどこが悪いかによっても違ってきて、その色調は千差万別です。とにかく毎日、自分や家族の顔色をよく見て、色の変化に気をつけるようにするとよいでしょう。

✧本当に健康な人の特徴

医者を含め、たいていの人は「症状が出ないのが健康」「症状に出るのは病気」というように勘違いしています。では、どういう状態が本当の意味での健康といえるのでしょうか。

ここでは、「真の健康」の目安を挙げてみます。

①顔色は薄く、肌に艶がある　②シミ・ほくろ・魚の目がない　③髪が生え、白髪が少ない　④疲れにくく、回復が早い　⑤心がしっとり穏やか　⑥呼吸が深い　⑦こまめに動く　⑧何を食べていいかがわかる　⑨睡眠・食事・排便のことでクヨクヨしない　⑩暑さ・寒さ・空腹が苦痛でない　⑪化学繊維を身に着けたくない　⑫体臭・口臭・足の臭いが少ない　⑬フケ・アカがあまり出ず、肌着の汚れが少ない　⑭虫に刺されにくく、刺されてもすぐ治る　⑮適応力が強い

あなたはどうでしょうか。また、すでに冷えとりに取り組んでいる人は、自分が健康になりつつあるかどうかを確認する際の参考にしてください。

本当に健康な人

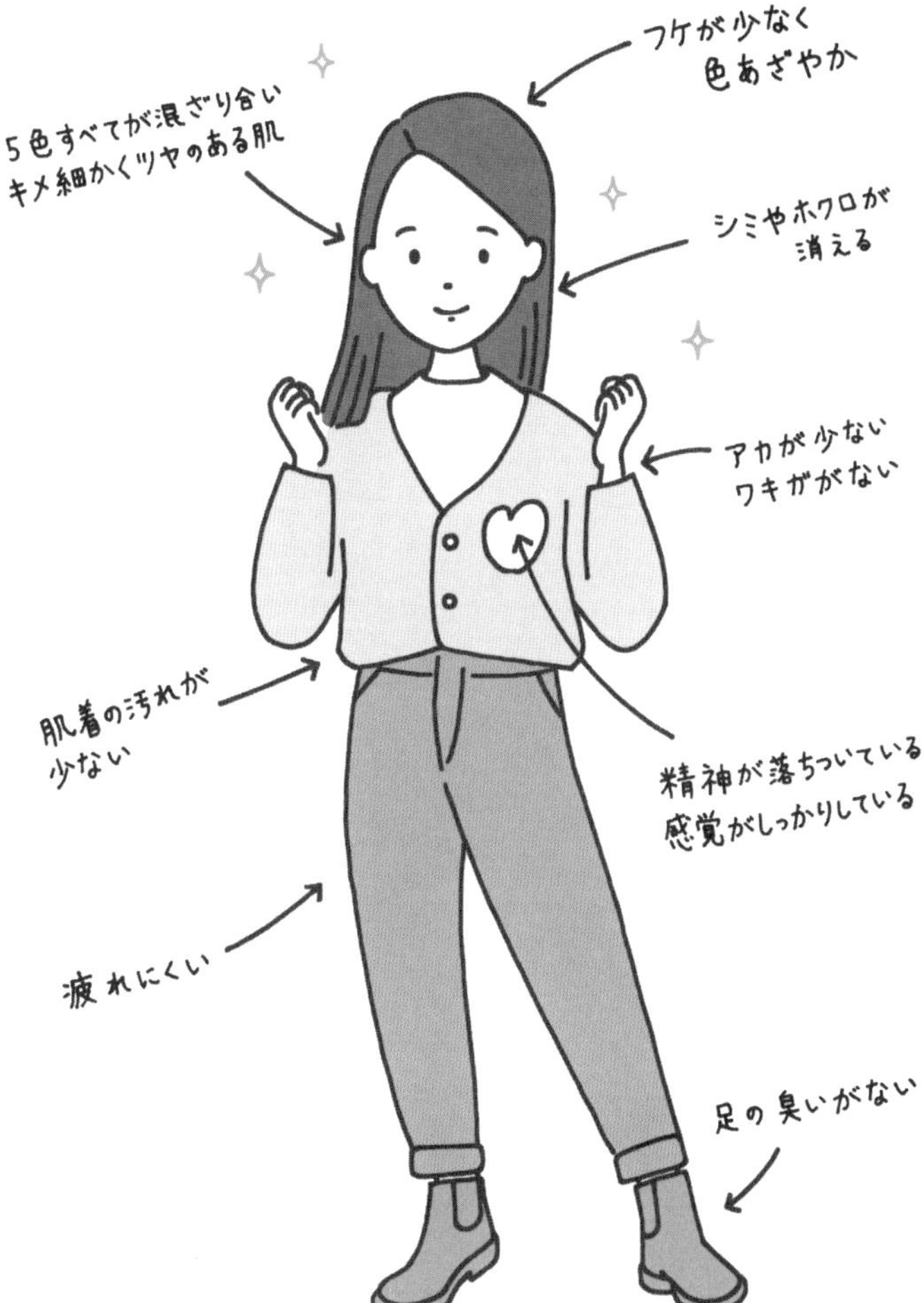
フケが少なく
色あざやか
5色すべてが混ざり合い
キメ細かくツヤのある肌
シミやホクロが
消える
アカが少ない
ワキガがない
肌着の汚れが
少ない
精神が落ちついている
感覚がしっかりしている
疲れにくい
足の臭いがない

「病気じゃない人」が「健康」というわけではないのです。

Part 1-5

すべての病は「冷え」が原因

point

❶食べ過ぎるとがんになる
❷腰や膝の痛みは要注意
❸冷えとりは女性の味方

✧病気になる前に冷えとりを！

冷えがあると、全身の血管はいつでも平均して少しだけ縮んでいます。これによって自然治癒力に狂いが生じていきます。すると、食べ過ぎたり、酒が飲みたくなったり、タバコが吸いたくなるなど、体に良くない生活がしたくなります。これらは冷えをさらに増強し、血管が部分的に強く縮みます。また、時には数秒間から数分間けいれんを起こして、血行がほとんど止まってしまうこともあります。

このような血管の強い異常が、体のどの部分、どの内臓に起こるかによって、病気になる局所や内臓が決まります。食べ過ぎでできたコレステロールが血管壁にたまる量も、局所によって差があります。病気が「四百四病《しひやくしびよう》」とか「万病」と呼ばれるように多種多様であるのは、このためです。

体の一部を酷使するような仕事をしている人は、その部分に病気が出てくることが多いです。同じ仕事をしていてもすぐに職業病になる人もあれば、そうでない人もいますが、これは潜在的にもっている病気の深さが人によって違うためです。

自然治癒力が働いているうち、早めに冷えをとってしまえば病気にならないですみます。けれども、血糖値が高いとか、血圧が高いとか、検査結果でわかるような状態になってしまった時、冷えは相当ひどい状態になっています。そうなると、冷えとりの効果が出るまでにかなり時間がかかることになります。

例えば、不始末で火を出したことに気づいた時、ボヤ程度であれば水をかけたり家庭用消火器で消せばすみます。しかし消火器で消せないくらいまで気づかないでいると、消防車を呼ぶことになります。つまり、病気の毒もこれと同じことなのです。自分や家族の冷えが少なくて早くとれるうちに、冷えとり生活を始めてみてください。冷えをとって自然治癒力が十分働けるようにすることが大事です。

✧食べ過ぎはがんのもと⁉

食べ過ぎは、普通の医学でも禁じられています。食べ過ぎると悪性のコレステロールが増え、血中コレステロール値が上がって血液が粘っこくなります。コレステロールがたまると、血管の壁が厚くなって通り道が狭くなり、血の巡りが悪くなります。また、このコレステロールは皮下脂肪となるだけでなく、骨髄や内臓などにもたまります。このような状態で末梢まで十分な量の血液を送るためには、血圧を上げるしか方法がありません。冷えによって血管が縮んでいる場合も血圧を上げる必要がありますが、食べ過ぎによって、もう一段上げなければならなくなるのです。冷えと食べ過ぎはどちらも血の巡りを悪くし、病気を重くしていきます（だからといって、薬で血圧を下げても意味はありません）。

血液が巡らなくなると、動脈には十分な栄養や酸素が届きません。また、静脈には老廃物や炭酸ガスが滞留して出ていきません。この状態がもっとひどくなると、細胞そのものが異常なものに変異していきます。これが、がん細胞です。

「癌《がん》」という字を見ますと、疒《やまいだれ》の中に「品」と「山」という字が入っています。「品物を食べ過ぎて山となり病となる」と書きます。がんの患者さんに一生懸命食べさせても、あまり太りません。がん細胞が栄養を横取りしているからです。「体力をつけなさい」とたくさん食べさせると逆に、がんを養って大きくすることになります。食べさせず、兵糧《ひょうろう》攻めにすればいいのです。食べないでお腹が減れば、毒もよく出ます。そのほうが、がん細胞が飢え死にして小さくなるので治りやすくなります。

体の細胞はもともとがんになる遺伝子をもっていて、いつでもポチポチとがん細胞ができています。ただ、普通はがん細胞を取り除く免疫システムが働いているので、がんにまでならないことが多いのです。

ですから、がんが見つかっても怖がる必要はありません。冷えをとって体を温め、食べ過ぎないようにして血液の循環を良くすればいい。原因を断てば、がん細胞は消えてしまうわけです。

逆に、根本原因をそのままにして、がんを切除したり、抗がん剤や放射線で潰したからと安心してはいけないのです。とにかく、正常な細胞ががん細胞に変わってしまわないような体の状態を保つことが必要です。

✧ギックリ腰は、腰の筋肉の貧血

私が自宅で治療院をしていた時、ギックリ腰で来院される患者さんがたくさんおられました。急に重いものを持ち上げた時など、腰に激痛が走って動けなくなる症状です。日常生活に支障をきたしたり、寝ていても周りを歩く人の振動だけで痛い人もいますし、思わず悲鳴を上げてしまうようなつらさがあります。世間でもいろいろな治療法が考案されていますけれど、やはり、冷えと食べ過ぎに注意することが大切です。背骨の第五腰椎《ようつい》、あるいは、第二腰椎の周囲の筋肉で、血液の循環障害が起こった時にギックリ腰の症状が出ます。つまり、腰椎の周囲のじん帯と軟骨に新鮮な血液が届いていない。貧血（血行不良）を起こしてひきつるから痛いのです。

もちろん冷えとりをすれば手術などしなくても治ります。ただし、痛みをとることだけを考え、治ったからと油断して元の生活に戻してしまうと、何度でも再発します。ギックリ腰を悪化させると腰椎をゆがめ、椎間板《ついかんばん》ヘルニアや脊椎《せきつい》すべり症のような病名がつく慢性的なものになってしまいますので、注意が必要です。

✧膝が痛む人は糖尿病に注意！

冷えと食べ過ぎで起こる循環障害で血管が損なわれてしまった結果、怖いのは、続けて内臓にも影響してしまうことです。内臓の細胞が機能低下すると、異常な働きをするようになります。例えば糖の代謝異常は、糖尿病につながります。ところがこれがまた、意外な病気の原因になります。

血糖値も正常、体のだるさ、口の乾き、疲れやすさなど、糖尿病としての症状がまだ見られない段階で、膝に痛みが起こる膝関節炎《しつかんせつえん》になりやすい。いったいなぜなのでしょうか？　これは、五臓がひどくやられてダメになってしまうのを防ぐため、五臓六腑以外のところに肩代わりさせているのです。将棋でたとえると、大駒を取られる代わりに歩を差し出しているようなもの。膝に症状を出すことで、「このままの状態が続くと糖尿病になりますよ」と知らせているのです。この他、大腿部《だいたいぶ》、股関節《こかんせつ》、腸骨などが、膵臓の肩代わりをする範囲に入ります。膝関節に出たり、股関節に出たり、人によって差がありますが、とにかく気をつけなさいというメッセージです。

✧冷えとりが女性特有の悩みを救う

婦人科系の病気で苦しんでいる女性にも、冷えとりをおすすめします。瞑眩（P30〜31参照）のところでも症例を紹介しましたが、この他にも余命3カ月と宣告された子宮がんの女性が、金属ブラシで子宮をなで回されるようなものすごい痛みや大出血に耐え、3カ月後には、友人たちも驚くくらい元気になった話など、たくさんの好結果を見てきました。

それから、精神的に不安定になる、体調がすぐれない、子宝に恵まれないなど、多くの女性の悩みとなっている生理不順も、冷えと食べ過ぎに注意すれば解消されます。生理不順は、卵巣へいく血管の循環障害が一番の原因なのです。冷えとりをしていると、生理ではない時に出血をみることがあります。それは、色から何から、通常の生理のものとはちょっと違って、中に少し塊があったりします。

女性はとくに古血（P37、38参照）がたまりやすいので、しっかり冷えとりで毒を出してください。冷えがとれていくと、生理が長引いたり、不規則だったり、生理痛になるということはありません。

また、「あなたの子宮と卵巣の状態では、一生妊娠の可能性はありません」と宣告された女性や、高齢で妊娠した女性が、冷えとりを続けて無事に出産しています。まじめに取り組めば逆子《さかご》にもならず、体も非常に楽で、自転車に乗ったり重いものを持っても、流産・早産の心配はありません。婦人科系の器官が健康になるため、苦しいつわりもありません。それどころか、生理が２回くらいなくて初めて妊娠に気がついたという話も聞きます。

胎児の発育も早く、母胎に長期間いる必要がないということで、普通より2、３週間早く生まれます。お産の痛みもありません。出産の痛みは、冷えでかたくなった産道を伸ばして出てくるために起こるのです。健康な母胎であれば、出産時に産道がやわらかくなります。

女性には閉経があります。だいたい50歳前後で終わる人が多いようです。この時、更年期障害になるのは、検査で正常であるとされていても婦人科系に何らかの疾患があるためです。生理がなくなると卵巣の機能が変わるわけですが、冷えをとって健康な人はその変動に適応できるため、更年期障害で苦しまずにすみます。

Part 1-6

「毒」とは何か

point

❶ あらゆる方法で毒を排出
❷ アトピーのかゆみは毒出し
❸ 厄年や生理は、定期的な毒出し

✧ イライラ、クヨクヨが毒になる

さて、本書では「毒を出す」だとか「毒をためるな」など、「毒」という言葉を繰り返し使っています。ここで言う「毒」とは何かについて、本項であらためて説明することにしましょう。

物質的なものでいうと、放射能やカドミウムなどはもちろん毒ですが、普通の食べ物でも、「甘いものを食べ過ぎたら毒になる」などという言い方をします。この毒は目に見えません。また、検査をしても出てきません。

冷えとりでいう毒は、もともとは目に見えないもので、物質的な毒の他に精神的な毒があります。精神的なものは、いわゆる「気のもつれ」のことだと考えてください。イライラしたり、クヨクヨしたり、頭の中がゴチャゴチャな状態を指します。精神的に安定していない人は、肉体的にもおかしくなります。思うようにいかないでカーッとすると、頭に血が上ることがあります。そうすると足元が冷えて毒がたまり、血流が悪くなる。そして、体のどこかに古血がたまってしまうのです。

このような気のもつれで冷えをつくると、内臓の具合が悪くなって五臓と五情《ごじょう》が乱れてきます。五臓は五臓六腑の五臓で、五情とは「喜怒哀楽欲」というような、5つの感情をいいます。

例えばイライラと怒る人は肝臓が悪くなり、肝臓が悪くなると怒るようになる。また、クヨクヨと優柔不断な人は消化器が悪くなり、消化器が悪い人は優柔不断というように、性格の傾向を見ればだいたいその人の病気がわかります（P69参照）。

ストレスも毒になりますが、避けられないものです。冷えとりをするとストレスに強くなり、心も穏やかになります。

✧毒はいろいろな方法で外に出ていく

気のもつれなど、毒は目に見えないものです。しかし、外へ出る時はさまざまな姿に形を変えます。通常、皮膚の表面からは、汗などの形で毒出しされています。発疹になって出てくるのは、それだけ毒の量が多いということです。熱もまた、毒出し現象の1つです。とにかく咳《せき》、痰《たん》、鼻水、高熱、目やに、汗、下痢など、体から出るものは、全部毒出しだと考えてください。

こうしたものが出るということは、その分、内臓の毒が減って病気のもとが少なくなるということです。

例えば鼻血もそうです。鼻血が出たら、しっかりかんで積極的に出すといい。そうすると自然に早く出血が止まる。どんなに出ても貧血にはなりません。とくに高齢者は鼻血が出ます。これはなぜかというと、脳腫瘍、脳梗塞、くも膜下出血になりやすいからなのです。その毒出しとして鼻血が出る。だから止めてはいけないし、心配しないほうがいいということです。

いろいろな毒出し現象

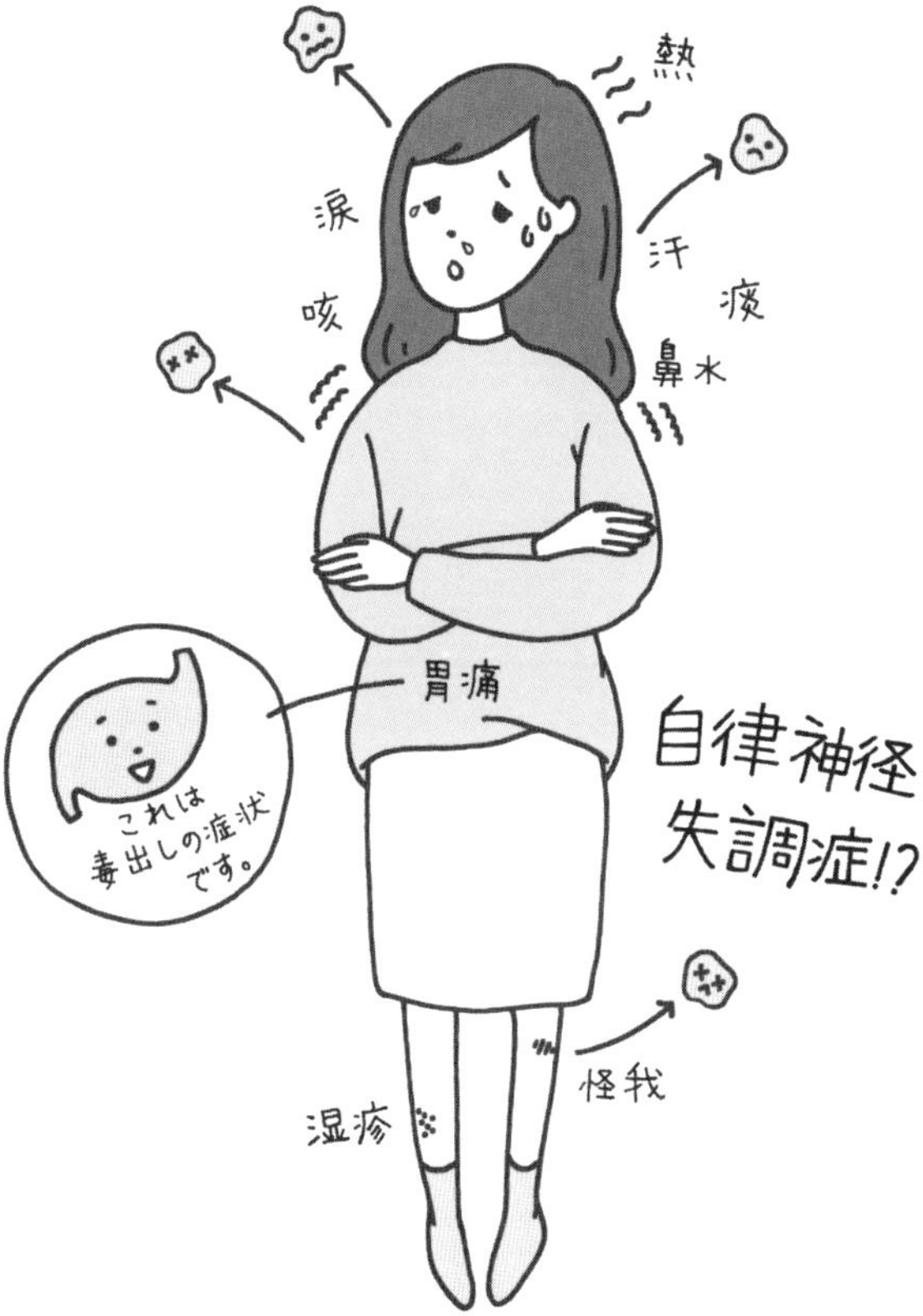

意外かもしれませんが、怪我、シミ、アザなども
偶然ではなく、立派な内臓の毒出しです。

最初は異変に驚くかもしれませんが、

「毒が出ているんだ」「体に毒をたくさんためていたんだなあ」

と受け止めて安心して出してください。

✧アトピー性皮膚炎のかゆみも毒出し

10歳までの子どもは毒を出す力が強く、少しの毒でも敏感に反応して幼い体を守っています。呼吸器や消化器に毒がたまりやすい子は、よく鼻水をたらします。脾臓・膵臓（消化器）・腎臓に毒がたまりやすい子は、外耳炎や中耳炎になる。肺や肝臓に毒がたまっていると、湿疹・かぶれが出ます。

小児ぜんそくや皮膚病にかかっている子どもは多く、親としてはとても心配でしょうが、むしろ「子どものうちに何の病気もしないというのは、かえっておかしい」と思っていればいいのです。薬で抑えこんだり表面だけきれいにしようとせず、冷えと食べ過ぎに注意してください。とくに、甘いものはほどほどにして下さい。

アトピー性皮膚炎というのは、子どもが出そうとしている毒のなかでも、とくにひどいものを出している症状です。肺と肝臓からがんになりやすい毒を出そうとしているのです。それなのに薬で無理に抑えるような下手な手当てをすると将来、白血病、肺がん、肝臓がんなどになってしまうおそれがあります。けれども、私の経験からするとアトピー性皮膚炎は難病のうちに入らず、治し方としてはそれほど苦労しません。皮膚科の先生は、「掻《か》いてはいけない、洗ってもいけない、薬を使いなさい」と指導します。しかし冷えとりではその逆のことをするように教えています。

つまり、「かゆければ掻きなさい、しっかり洗いなさい、薬は一切使わないように」と。かゆみを感じるのは、毒が出たがっている合図です。皮膚の出口は狭いので、掻いて広げてあげればいい。血が出たり、ただれたりしても気にせず、ふきとりながら掻くのです。お風呂に入ると温まって血流が良くなるため、かゆみが強まります。お湯は皮膚から出る毒が溶けやすいので、「ここでどんどん掻き出して！」という合図なのです。

掻きむしった傷にお風呂の雑菌が入ってくるのでは？　などという心配はいりません。皮膚というのはとてもよくできていて、外から入ってはいけないものを中に入れない構造になっています。逆に中のものを外に出しにくい構造でもあるので、掻いて毒を出しやすくしてあげると良いのです。しっかり掻いて毒を出すと、そのうち体が納得します。そうすれば色素沈着もなく、正常な皮膚に戻ります。自分のもっている自然治癒力を、十分に働かせてやることが大事なのです。

✧厄年や生理でも毒を出している

10歳を過ぎた子どもは、体に毒がたまってもそれに耐えようとする力が強くなってきます。そのため、小さい頃にアレルギーや中耳炎でさんざん悩んでいたのが、いつのまにか出なくなったりします。しかし、「成長したから治った」と喜んではいられません。しっかりした毒出しで治していない場合、外へ出なくなっただけでそのまま体内に蓄積されている可能性があるのです。その場合、年をとって毒に耐える力が弱くなった頃にまた、さまざまな症状として表に出てきます。

男女それぞれ、よく病気をする「厄年」と言われる時期があります。これは、体にためこんだ毒を十数年に1回ずつくらいまとめて出しているのです。

しかし冷えとりをしていると、日々の生活のなかで少しずつ毒を出すのが上手になります。毒は関節の骨からよく出ます。なかでも1番毒を出してくれる関節は足首。だから足首をよく伸ばしてこまめに動かすことが肝心です。2番目によく毒を出してくれる関節が顎《あご》。「歯ごたえのあるものをじっくり噛みなさい」というのは、そういう理由もあるのです。

また女性の生理は、それそのものが毒出しです。女性は月に1度毒出しをしているため、男性より平均的に5年ほど長生きできる、というしくみです。

一方、病気を治そうと思って飲んでいる精製された薬は、毒を抑えてしまうだけでなく、体に冷えをつくります。手術もそうです。毒を出す場所を取ってしまうことになるし、冷えをつくる薬を大量に飲まなければいけない。このため、治療のつもりが結局は体を悪くすることになりますが、緊急の場合は例外です。

体の症状には、それぞれ意味があります。

①警告としての症状——病気があることを知らせる意味をもつ。
②肩代わりとしての症状——五臓六腑が病気になると命に関わるため、そうなる手前で手・足・目・鼻・耳などそれほど重大でない局所に症状を出して肩代わりさせる。
③排毒作用（自然治癒）としての症状——五臓六腑の病の毒を、咳などの形で出す。
④鍛錬としての症状——痛み、苦しみ、不安に耐え、心と体を鍛えるための症状。

体の外に出る症状を嫌がったり怖がったりせず、その意味を考えてみることが大切です。体内の毒が出ればその症状は治まるので、焦らず冷えとりをしましょう。

✧消化器を休ませて毒を出す

内臓の中に毒をためこまなければ、健康な状態でいられます。ですから冷えとりをして、次々と体の毒を外へ出していけばいいのです。

積極的な毒出しの方法は、お腹を空かせることです。みなさんはどうも、「三度の食事を規則正しく食べなければならない」という思いに支配され過ぎています。それでつい食べ過ぎてしまうのです。

とにかく、風邪をひいた、熱が出た、怪我をしたなどという時は、自分の力で毒をどんどん出してしまいましょう。半身浴を長く行なって、靴下をたくさん履き、湯たんぽ（P104参照）を使って下半身をよく温めて寝ると早く治ります。そして食べないで、消化器をゆっくり休ませることが大事です。

栄養や薬など、体に与えることで治そうという従来の考え方を横に置いて、まず消化器を休ませる、ということをしてみましょう。これも十分毒出しとなります。

これは極端な例なのですが、ある人が15日間絶食し、食べない間も普通に仕事をしていたそうです。正常な状態のお腹の人ですが、その15日間毎日、バケツいっぱいほどの便が出たと言うのです。どういうことかというと、毒の気が便の姿をして出てきたわけなのです。

毒はもともと「気のもつれ」という目に見えないものですから、3次元的な空間の大きさには支配されません。そのため、そういった驚くような話も実際にあります。

消化器を休ませる以外にも、冷えとりで毒を減らして自然治癒力をしっかり強めれば、自分で万病が治せるようになります。

万病というのはどういう意味なのか知っていますか？　数の多さを指した「万の病気」という意味だけでなく、「すべて」という「満」の意味もあるのです。病名のついている病気はもちろん、病院に行ってもわからない病気や症状、病的現象、病的状態などあらゆる病すべてが万病です。つまり、内臓の毒を外へ出すために起きるいろいろな異常のことを言います。だから異常がある時は、「ああ、毒をたくさんためてしまったのだ」と思って、早く出してしまえばいいのです。

Part 1-7

「毒」は全身を巡る

point

❶ 五行と五臓六腑は対応している
❷ 五臓は助けあい、攻めあう
❸ 内臓時計で、臓腑の活動時間がわかる

✧相互に影響しあう五行の関係

五臓六腑の内臓は、みなつながっています。冷えと食べ過ぎによってできた毒は体全体を巡り、五臓六腑すべてに影響します。そして、体の中でとくに弱い内臓の機能が低下します。また、その内臓と関係の深い部位にもさまざまな症状が出ます。

五臓六腑の関係は、中国の古い思想にある「陰陽五行説」の、木《もく》、火《か》、土《ど》、金《ごん》、水《すい》という5つの要素それぞれに対応しています。まずは五行の相生《そうしょう》（助けあう）関係と、相克《そうこく》（抑制しあう）関係を見てください。

万物を構成する5つの要素

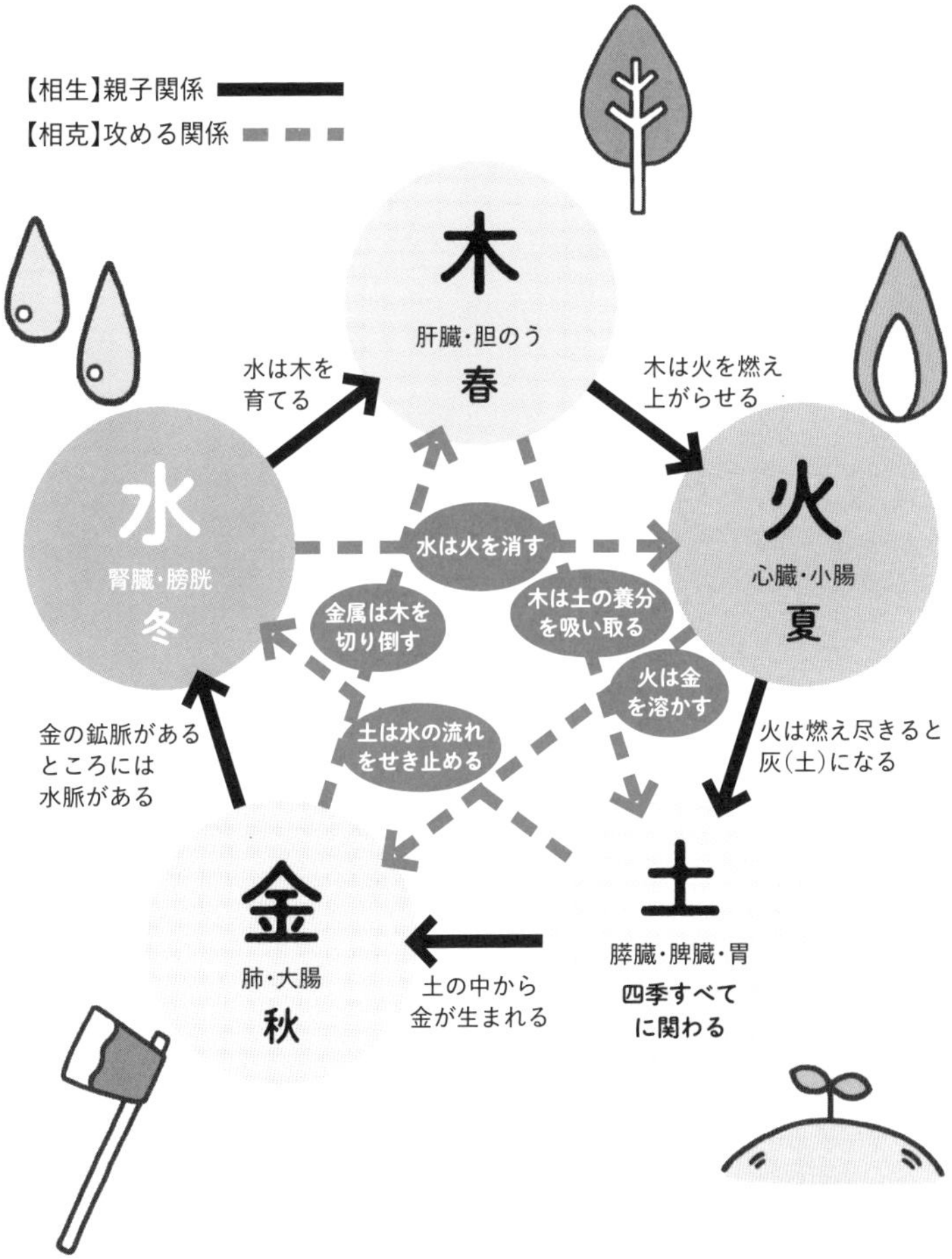
【相生】親子関係
【相克】攻める関係
木
肝臓・胆のう
春
火
心臓・小腸
夏
土
膵臓・脾臓・胃
四季すべて
に関わる
金
肺・大腸
秋
水
腎臓・膀胱
冬
水は木を
育てる
木は火を燃え
上がらせる
火は燃え尽きると
灰(土)になる
土の中から
金が生まれる
金の鉱脈がある
ところには
水脈がある
水は火を消す
木は土の養分
を吸い取る
火は金
を溶かす
土は水の流れ
をせき止める
金属は木を
切り倒す

✧五行に対応した五臓六腑の関係

五行説では、宇宙のあらゆるものに木、火、土、金、水の5要素があるとしています。五臓六腑をこの5要素に対応させて考えると、それぞれの関係がわかります。実はこの木、火、土、金、水のそれぞれにまた、五行があります。つまり肝臓のなかにも五行があり、心臓のなかにも五行がある。そうやってずっと分けていけるのです。しっかりこのような研究をすると、腫瘍がなぜこの場所からこの場所へ転移するのか？　など、体内の組織的な変化も予測できるでしょう。

そのしくみを突き止めるには、専門機関を設けて実験と研究を長期間行なわなければなりませんが、冷えとりをすれば全部良くなりますから、とくにその必要もありません。要するに、しくみを知ることよりも、「治る」ことが目的ですから。

五行については、局所や細部にこだわるのでなく、あくまで全体のつながりを考える目安として、知っておくといいでしょう。それぞれの臓腑は、色（P45参照）、味、季節、感情（気のもつれ）などとも対応しています。

五臓の特徴と相生・相克関係

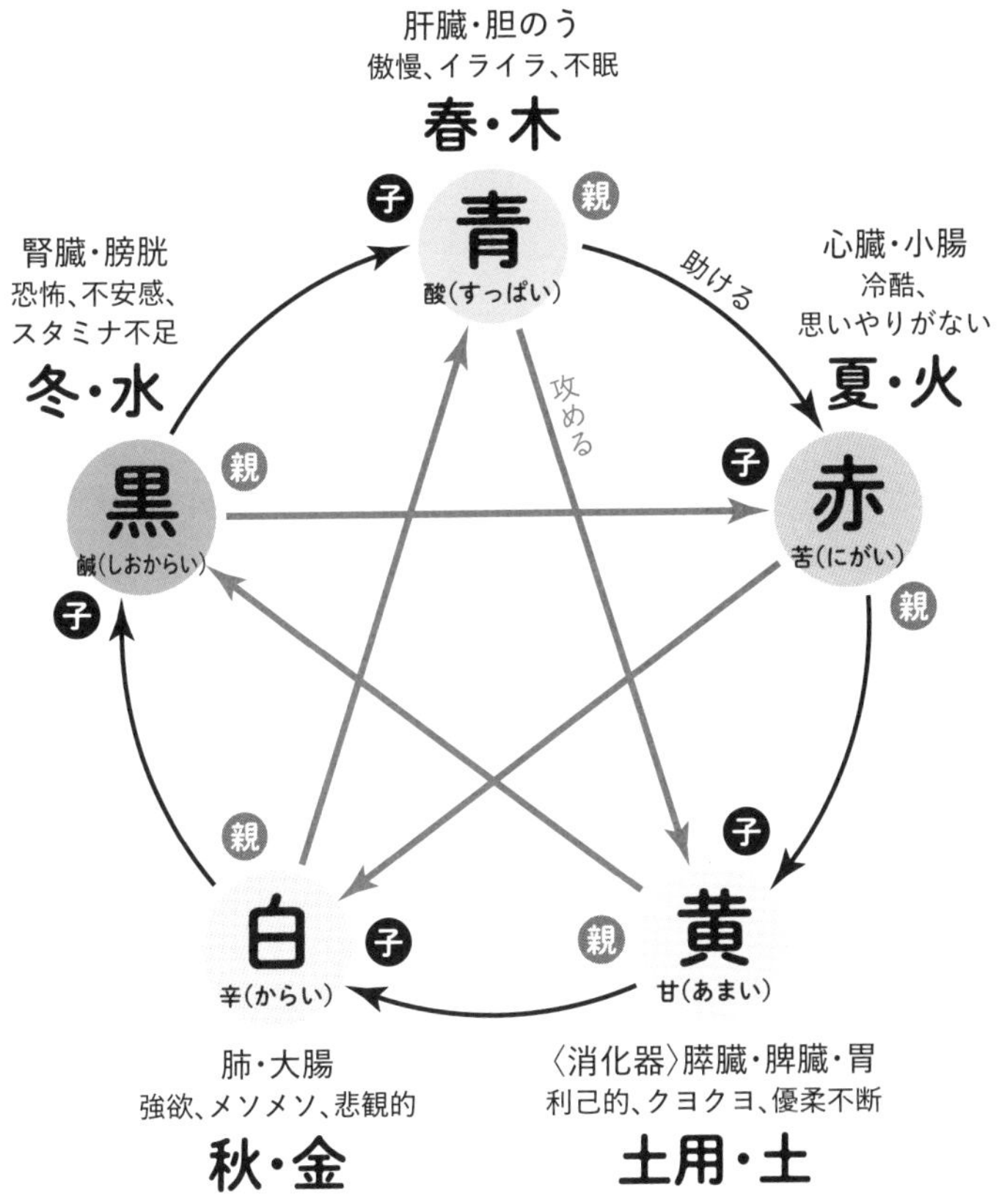

P67の図の特徴をさらに説明したもの。
五臓にはそれぞれ助けあい、攻めあう関係があり、すべてつながっています。

✧五臓の親子関係

五臓はお互いに親子の関係にあります。人間と同じで、子の具合が悪くなると親が助けようとします。ですから例えば、肝臓の具合が悪くなった時には、その毒を親である腎臓に引き受けてもらいます。腎臓が弱ってくると副腎皮質《ふくじんひしつ》ホルモンに影響がきて、スタミナが落ちたり、疲れやすくなったり、体がいつもだるい状態になってしまいます。こういう症状が出てきた場合、腎臓のことだけ考えてもダメ。悪くなっている肝臓を治してあげないといけない。しかし腎臓が助けているこの段階では、病院へ行って肝機能検査をしても何も出てこないことが多いのです。

また、消化器が悪くなると、親である心臓が助けます。例えば夏は、心臓がためこんだ毒を吐き出して病気を治そうとする季節です。そのため夏になると、消化器の毒を十分に引き受けてあげることができなくなります（P110参照）。心臓が助けてくれない夏、消化器は普段より食欲を落として負担を軽くします。夏に食欲が落ちたりやせたりするのは、このような理由からきています。

✧五臓の攻めあう関係

親子関係とは別に、攻めあう関係もあります。肝臓が悪くなった時、その具合の悪さを消化器に押しつけようとします。そのため弱ってしまった消化器は、食べ物を頼りに乗り切ろうとして異常に食欲が進んでしまいます。

また、消化器が肝臓に攻められたために食べ過ぎて太る人がいますが、逆にいくら食べても太らない、いわゆる「やせの大食い」の人は、肝臓の毒が消化器をかなり攻めていて、食べても追いつかないので栄養にならない、というしくみです。

こうした五臓のつながりにも、太い関係と細い関係があります。腎臓が悪くなると心臓を攻める可能性があるのですが、実際にはこれはほとんどない。なぜかというと、そうやって心臓が弱ると心の虚《きよ》が起こる＝死ぬということになるからです。それは困るのであまりない。しかし、腎の中の副腎髄質《ふくじんずいしつ》は、痛みのある病気や、炎症性の病気を起こして心臓を攻めます。攻められた心臓は、心筋の機能に影響を受けます。

このように毒を分配しあっているので、影響がどこに出るかわからないのです。

✧体のリズムを内臓時計で知る

内臓には、それぞれ関係する時間があって、その時間に変調を起こすことがあります。

五臓六腑に心包《しんぽう》を加えた六臓六腑がそれぞれ2時間ずつ受け持ち、24時間でひと回りすると考えられています。

午前3時から5時まで肺から始まり、午前5時から7時までは大腸、その次の午前7時から9時までは胃、午前9時から11時までは脾となります。

ですから、「朝は食欲がないけれど、昼近くになると食欲がでる」ということや、「朝が苦手」という場合も当てはまります。

その前の時間で、午前1時から3時までは肝臓の時間ですので、その間に目が覚めてしまって寝付けない場合は、肝臓が悪くなっているということです。

午後から夜にかけて微熱が出る場合は、腎臓が関係しています。

このように、内臓に関係する時間を見ていくと、それぞれ自分の内臓の具合がわか

六臓六腑の時間

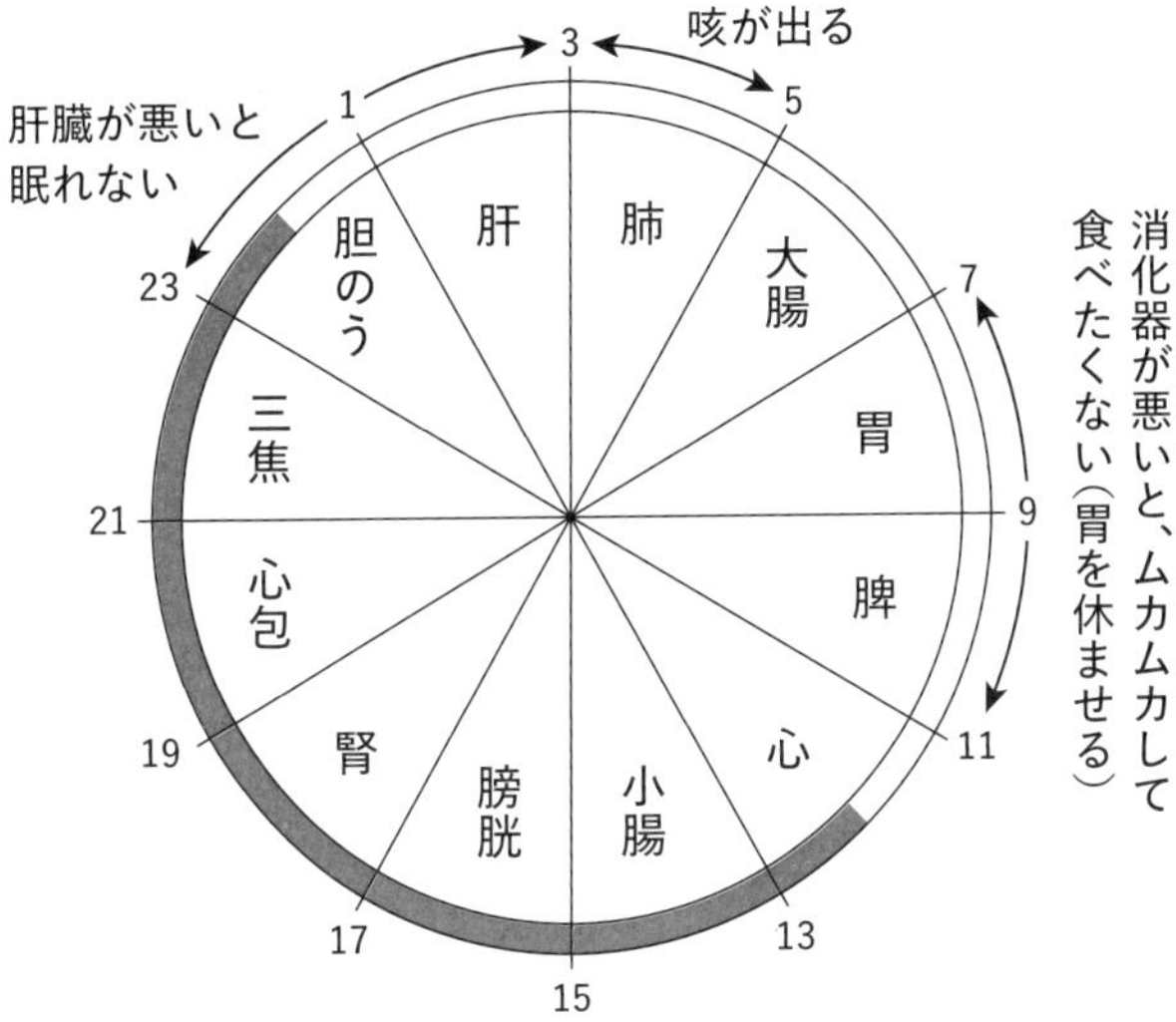

ります。

1つ1つをあまり気にし過ぎる必要はありませんが、体調不良の原因が分からない時の目安程度に、内臓時計を参考にしていただければと思います。

過度な心配をせずに「冷えとり」を続けていけば、徐々に良いほうへと変化していくでしょう。

Part
1-8

心の「冷え」も「毒」になる

point

❶ 冷えとりで心も温まる
❷ 傲慢・冷酷・利己・強欲に注意
❸ 治すな直せ、直せば治る

✧足元を温めると、心も温まる

誰でも冷えとりをすれば、効果を感じます。人それぞれですがその効果に、みなさん大なり小なり驚きます。過度な期待がなかったり、そこまでの効果はないだろう、という疑いをもっているせいもあるかもしれません。

体の不調を心配して始めることがほとんどですが、そのなかで意外にも冷えとりによって「足元を温めると、心が温まる」という人が多いようです。逆にいえば、足元を冷やしていると、心も冷えるということでもあります。

少しのことでクヨクヨ気に病んだり、イライラすることが多かったり、いつまでもメソメソすることがある、という人は、まず足を温めてみてください。

人に優しくする余裕がない時、最近なんだか人を信用できないと感じる時なども、試してみてください。だんだん温まっていくと、自分の心が冷えていたことを感じるでしょう。


心が温まる、ということは安心につながるのです。病気を少しでも改善させるために始める人が多いのですが、思わぬ副産物を得たと感じると思います。「病は気から」とは昔からよく言われていることですが、冷えとりではそれをよく実感します。

不思議に思うかもしれませんが、冷えとりをして運が良くなる人も多いのです。冷えがなくなり心身ともに温まれば、不安が減って気持ちも前向きになります。よく眠れて元気になったり、やる気が出てくる人も多いです。

例えば、挨拶の声にも張りがでたり、「なんとかなるさ」とか「そんなこと気にしていてもしょうがない」という気持ちで過ごしていれば、自然に人間関係も良くなっていきます。周囲の人とうまくいけば毎日の生活も楽しくなりますし、良い話も舞い込みやすいようです。

✧４つの自分本位な態度に注意する

心の乱れは気のもつれ（毒）となって体にたまり、内臓に悪影響を与えていきます。自分本位な思いは、大きく分けると「傲慢」「冷酷」「利己」「強欲」の４つ。それぞれに対応する内臓があります（Ｐ69参照）。

傲慢──威張って人を見下すだけでなく、見下されるのは嫌だと見栄を張ります。卑屈な気持ちも傲慢の裏返しといえるでしょう。また、子どもが親につくすのは当たり前、嫁が姑に仕えるのは当たり前と、他人に感謝しない心も傲慢の一種です。このような気持ちの人は、肝臓や胆のうが悪くなりやすいです。

冷酷──自分に都合のよいことだけを考える心の冷たさが、冷酷です。他人に対して思いやりがない人は、心臓や血管系統が悪くなりやすいです。心筋内でうまくカルシウムイオンが働かず、代謝異常を起こしてしまうため、腎臓、尿管、唾液腺や胆のうなどに結石ができます。しかし、心筋の異常はよほど重症にならないと心電図などの数値に出てきません。結石を手術で除去しても繰り返し出てくるような人は、冷酷な心で心臓を悪くしていないかどうか反省が必要です。

利己――自分の身の安全、安心、安楽だけを求める心です。少しでも空腹になるとひもじさを感じ、我慢できずにすぐ食べたり飲んだりします。そのため消化器を傷めやすく、無精なので肥満になりやすい傾向があります。食べ過ぎの毒が膝や股関節に出て、だんだん歩きにくくなっていくことが多いです。

強欲――欲が深い思いです。お金や物だけでなく、自分がしている努力や能力以上のものを欲しがる傾向があります。このような人は、肺・大腸が悪くなりやすく、皮膚病や潰瘍性の病気も引き起こします。強欲な人は、肺が毒を出すのを嫌がってぜんそくになったり、大腸が大便を出したがらず便秘や痔になる傾向があります。

誰でも以上4つすべてをもっていますが、人によってどの傾向が強いかは差があるので、かかる病気は千差万別です。こうした乱れがある程度以上に悪くなってしまうと、腎臓と膀胱が悪くなり、気持ちもだんだん消極的になっていきます。

もし病気になったら、体を心配するよりも、心の反省を先にすべきですね。心がけで大切なことは、いつも他人本位でいるということです。そして謙虚な気持ちで、自分の悪いところを治そう（直そう）とすることが肝心です。

✧苦楽はどちらも楽しめばいい

今の日本人は、子どもの育て方が非常に危うくなっています。大切にし過ぎるところがあり、暑いめや寒いめにあわせず、欲しがるものはなんでも与えるような、いつも自分が安全で何の心配もない状態で育てられていると、ちょっとしたことでも耐えられなくなるわけです。そうするといろいろなことが心配になって、うつになる。こうした精神的な病気も、内臓からきています。ことにうつ病なんていうのはそうで、肝臓、腎臓、消化器、肺が悪い。そう病だと心臓と消化器が悪いのです。

うつ病には2つの種類があるように思います。それは、「わがままうつ」と「真面目うつ」。わがままうつのほうは、とにかく子どもの時の育てられ方が悪い。もう1つの真面目うつは、客観的な評価や基準がない仕事に就いている人に多い。真面目な人はいろいろと気にしてしまって、うつになってくる。こちらは本人自身がしっかりしているから、医者に診断をもらって仕事を休んでいるうちに治ることがあるようです。

最近は、うつなど精神的な病気を克服するために冷えとりを始める人も増えました。一生懸命に取り組んでいる人は、着実に効果が出ています。しかしわがままで、瞑眩が出たら大慌てして怖がってしまってはダメです。わがままうつを治すというのは、よほど本人のやる気がなければ非常に難しいものだと実感しています。

生命の気には、陰の気と陽の気の2つがあります。陽の気だけでも陰の気だけでも気の巡りは成り立ちません。生活全体をみても楽なことばかりがあるわけでなく、苦と楽が混ざりあっているなかでそれぞれが生きています。ですから、楽だけ欲しがっては生きていけない。苦楽があること自体を楽しめるようになれば、気のもつれがなくなって感情の波も立たず、明るい気持ちで生活できます。

素直にこうしたことを信じて、正しい生活を黙って真剣に実行すると、こちらから望まなくても勝手に向こうから幸せがやってきます。『青い鳥』の話がそうですよね。チルチルとミチルが一生懸命に青い鳥を探し回りますが、なかなかいない。それで、家に帰って軒下を見たら、そこに吊るしてある鳥かごで飼っていた鳥が青い鳥だった。まさにあの話の通りです。他を探すのでなく、自分の生活をちゃんとしておけば、元気になるし、運勢も良くなっていくというものです。

Column 1

腹式呼吸は、「冷え」の解消に役立つ

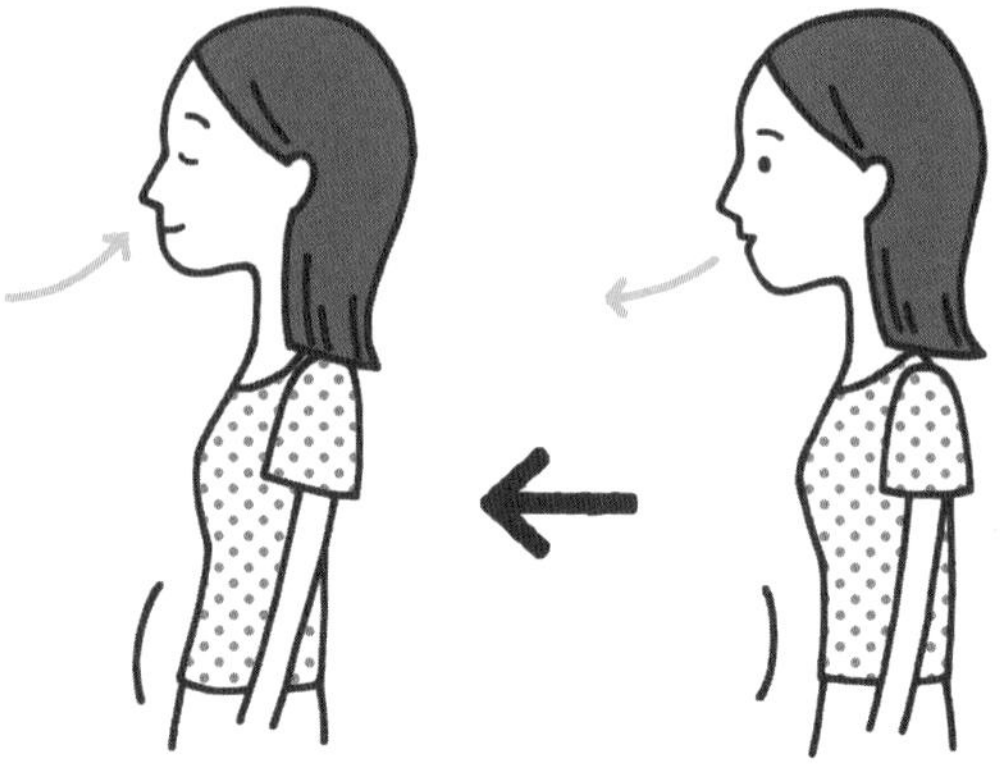

まずは口をすぼめて、
ゆっくり吐いて出し切る
（お腹がへこむのを確認）

鼻から自然に息を吸う。
4～5秒息を止める
（お腹が膨らむのを確認）

頭に血が上った時、よく「深呼吸しなさい」と言われます。お腹を使った深い呼吸をすれば、炭酸ガスなど体内の毒がたくさん吐き出されます。そして体を温める酸素を吸うことで、次第に心が落ち着いてきます。

息はゆっくり、腹部をできるだけへこませながら吐いてください。口笛を吹くように口をすぼめたり声を出しながら、息の出口近くに抵抗をかけると、毒を出す効率が良くなります。吐くのを止めて力を抜くと、お腹が元に戻って息が通ります。息を吸おうと思わず、自然に鼻へ入ってくるようにします。肺の中でガス交換をするので、4～5秒息を止め、またゆっくり吐き出します。

Part 2
冷えとりを始める

進藤幸恵

Part 2-1 冷えとり生活

point

❶ 食事はおいしく感謝していただく
❷ 体が不調な時ほど、半身浴の効果を実感
❸ 冷えとりは、今すぐ始められる

✧冷えとりと食事

私はいつも厳選された食材を使った物しか食べないと思われがちなのですが、そんなことはありません。毎日の食材の購入も自然食品店ではなく、近所の一般的なお店で食材を購入しています。

時間に余裕がある時は一から料理を作りますが、余裕がない時などは、お店で売られているお惣菜やお弁当などを買うこともありますし、冷凍食品や半料理品などを利用したりすることもあります。

仲間と一緒にお酒を飲みながら楽しい時を過ごしたり、友人と遊びに出かけた時は、ランチを楽しんだりもします。

食べ過ぎてしまった時は、次の食事を軽くしたり、抜いたりして調節します。あとは半身浴を長めにするとか靴下の枚数を増やしたりします。

つまり冷えとりで調整する、ということです。その方法にはとくに決まりはなくて、その時の自分の体に聞きながら調整しています。

長く冷えとりをしていると、毒出しがなくなるのではないかと思われることがありますが、そんなことはありません。食べ過ぎや、食事の摂り方や組み合わせなどで、少しの毒は誰でももってしまうので、いつも冷えとりが必要です。

あれは食べてはいけないとか、これを摂るべきというような考え方は、冷えとり医学ではしていません。なんでもバランスが大事だと思います。

冷えとりは、自分の生活を省みる機会をくれるもので、行き過ぎた生活の帳尻をあわせてくれるものかもしれません。

✧アレルギー性鼻炎や発熱にも効果を実感

私は子どもの頃からアレルギー性鼻炎がひどかったですし、中耳炎になったこともありました。特に甘いものと果物が大好きで、毎日たくさん食べていましたが、今はそれほど食べなくなりました。甘いものは消化器に毒をため、その毒が腎臓を攻めます。両方の毒は鼻や耳に影響します。

アレルギー性鼻炎のせいで、よく鼻づまりになって呼吸ができず、いつも点鼻薬で鼻を通していました。だんだんひどくなってきて、しまいには上を向いて点鼻薬を流しこまなければならなくなるほどでした。だからいつでも、点鼻薬は必需品。旅行へ行っても、いつもティッシュと一緒に枕元に置いて寝ていたのです。

ところが、冷えとりを始めたら、それがいらなくなってしまった。ある時「そういえば点鼻薬、どこへ行ったのかな」と探してみたら、机の引き出しの奥のほうで眠っていました。

それから、冷えとりを始めて3年くらい経った頃、40℃の高熱を出したことがあります。私は、いい機会だから父の言うことが嘘か本当かやってみようと考えました。それはなぜかというと、こんな時こその半身浴。これを1時間ほどしてみました。「高熱の時は、お風呂に入ってはいけない」というのが常識ですよね。だから私も正直、疑っていたのです。もしひどくなったらどうしよう、と普通なら心配になると思いますが、自分の体で実験するつもりで入ってみました。そうしたら、40℃の熱がひと晩で嘘のように下がったのです。

でも、その1回は偶然かもしれません。幸か不幸か、半月後に39・5℃の熱が出たので、また半身浴を試してみたのです。すると、今度もちゃんと熱が下がりました。

発熱も毒出しの1つです。体を温めて冷えをとるために熱が出ているのですから、冷えがなくなれば、熱は下がります。

体は毒を出したがっているのに、解熱剤によって熱を下げるのは、毒出しを止めるということ。さらに毒はたまっていくということです。

あまり心配しないで、半身浴でゆっくり冷えをとり、毒を出せばいい。発熱は体にとって決して悪いことではありません。冷えとりをしながら上手に助けてあげればいいのです。

✧すぐ始めるために

冷えとりを始めたいけれど、今はまだ手元に靴下がなくて、冷えとりができない、という人がいます。本を読んだ上で、私の講演や勉強会に素足で来られる人もいます。靴下を注文したけれど、到着まで何もできない、どうしたらいいでしょうか、という質問もあります。

足元は今すぐにでも温められます。天然素材の靴下がいいのは確かです。ほとんどの靴下は化学繊維が入っていますから、ベストではありませんが、素足のままよりは履いたほうがいいでしょう。手持ちの靴下をとりあえず重ねて履いてみてください。

今すぐに始めたほうがいいのです。冷えとりに関心を抱いた、ということは体が不調だからです。また今度、と言っているうちに状態は悪くなっていくわけです。

しかし、不調な時は、悪い状況が好きだったりします。

例えば、疲れていたり不調な時ほど甘いものを食べたくなったり、ドカ食いをしたくなりませんか？　それと同じで、体調が良くない時は、意外と体の悲鳴に気づかず、冷えるような格好をするものです。化学繊維の帽子をかぶって首にマフラーを巻いて上半身厚着だけれど、下半身はミニスカートに素足……なんて状態でも、さほど苦ではなかったりします。むしろ、体が冷えている人ほど、それが平気だったりするのです。

もちろんそれでもかまいませんが、本書を手にとられて冷えとりというものに多少でも興味をもった、ということは本能的に良くなりたいと思っている可能性がありますす。ですから、できないとそのままにするのではなく、手持ちのもので工夫をしたりして、できることから始めてみてください。

冷えとりは、靴下を重ね履きすることだけだと思っている人がいますが、そうではありません。

頭寒足熱の格好が手持ちのものでできれば、とりあえずはそれで大丈夫です。半身浴や足湯は、どこの家庭でもすぐできるでしょう。これらは、適した靴下が手元にまだない状況であっても、できることではないでしょうか。

Part 2-2

冷えとり実践法「衣・食・住」

point

❶ 衣……下半身を厚く、上半身は薄く
❷ 食……体を温める食品をよく噛んで食べる
❸ 住……半身浴や足湯を毎日の習慣に

✧常に下半身を温める

私たちの体は、少しずつですが、いつも毒を出しています。そうやって病気になるのを防いでいるのです。皮膚の表面でも毒出しが行なわれるので、皮膚呼吸を妨げないような衣服を身に着けることが肝心です。

冷えをとる服装の基本イメージは、「富士山」。下半身に重ね着をして足元を温めます。夏はどうするのかとよく聞かれるのですが、夏も冬も同じ。秋や冬に体調を崩しやすいのは夏の冷えが原因です。真夏も靴下の重ね履きで足元を温かくしてください。

服装の基本原則

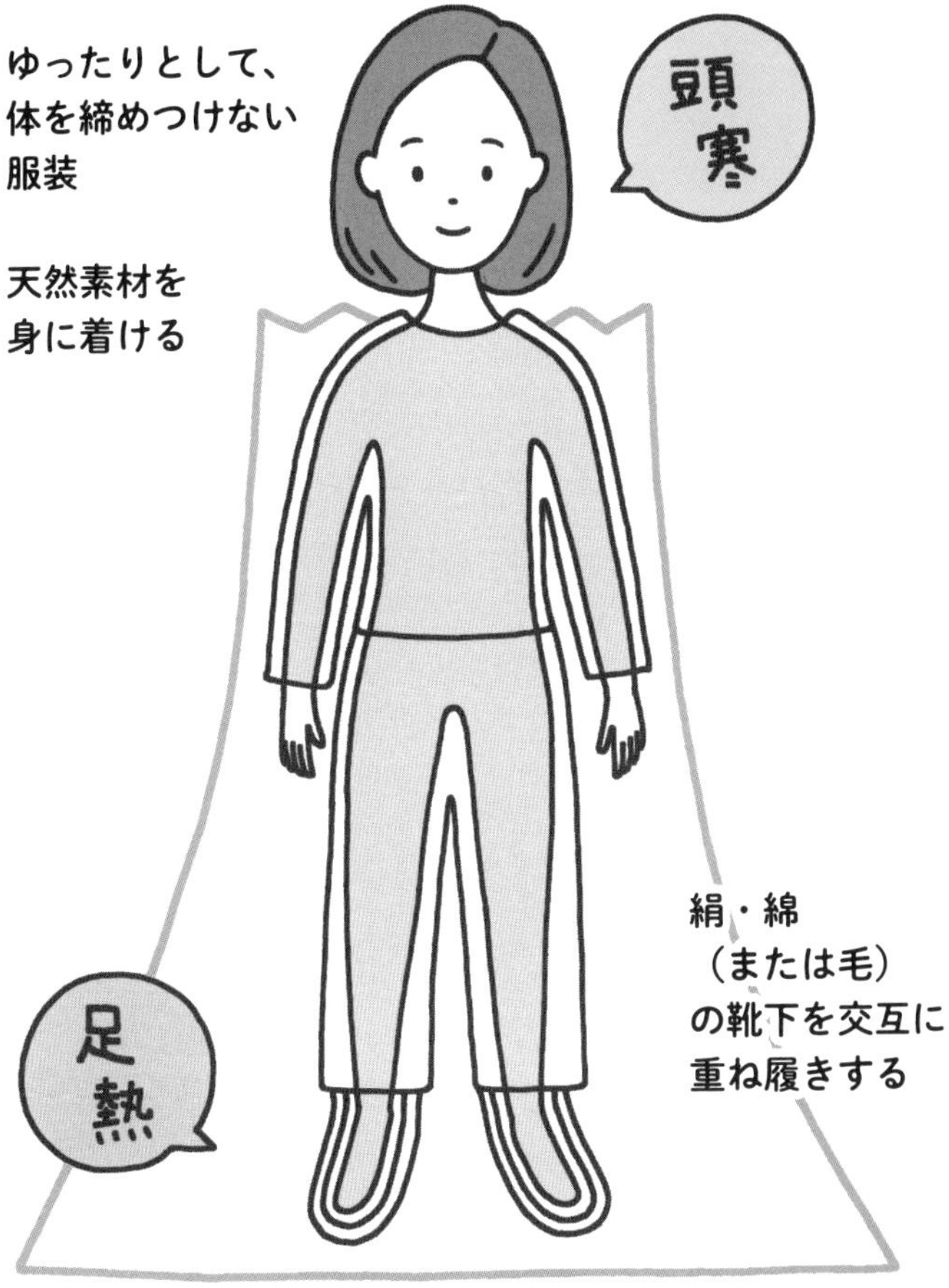

裾野に植物が生い茂り、頂上は裸でいる
「富士山」のイメージです。

✧毒をためない素材を身に着ける

夏の暑い時期でも膝から下、とくに足元をよく温めてください。腰まわりも温めるとさらに良いでしょう。頭・首・手首は一年中冷やします。

素材は、絹・綿・麻・毛など天然繊維を選びましょう。化学繊維は毒の排出を妨げます。かぶれる人がいますが、それは化学繊維を肌に着けているから皮下に毒がたまり、それを出そうと炎症を起こしているためです。

肌着はなるべく天然素材のものを使ったほうがいい、ということです。「天然素材は高い」と考えてしまう人もいるでしょう。しかし、安い化学繊維の服を着て体調を崩していては元も子もありません。良質な天然素材を身に着けて快適に過ごすことは、病気を防ぐ第一歩です。

また、体を締めつける服装も、皮膚からの毒出しを妨げます。血管が圧迫されると循環が悪くなるので注意してください。衣服は常に体と「不即不離《ふそくふり》」になるような、ゆったりとしたデザインのものが良いでしょう。

温かくするところ

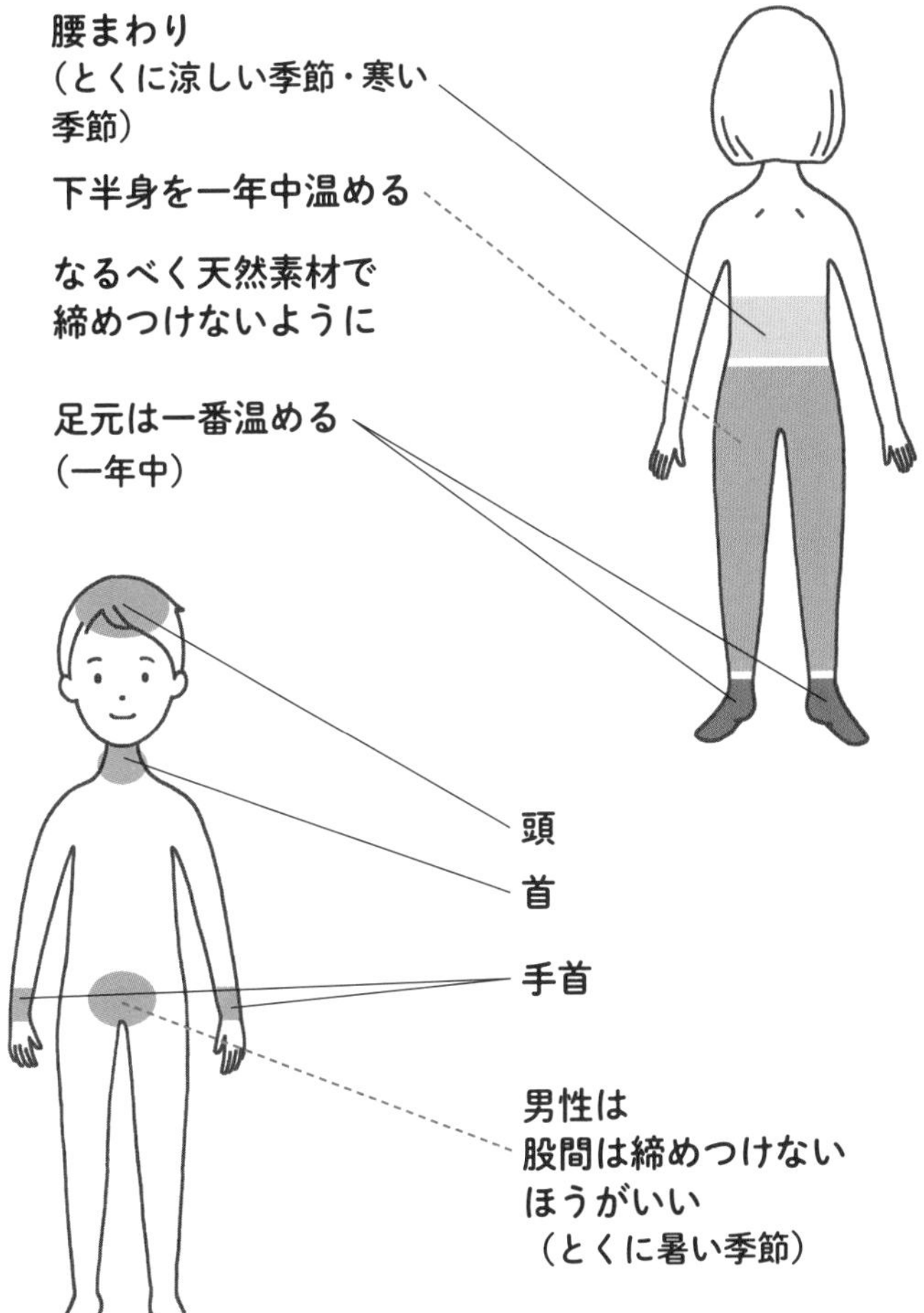

冷たくするところ

✧季節ごとの基本原則

上半身は、いつも涼しい服装を心がけます。
真夏でも、足元と腰から下は、真冬と同じ服装にして温めてください。
手首は上半身の一番上になるので、常に冷やすようにしましょう。

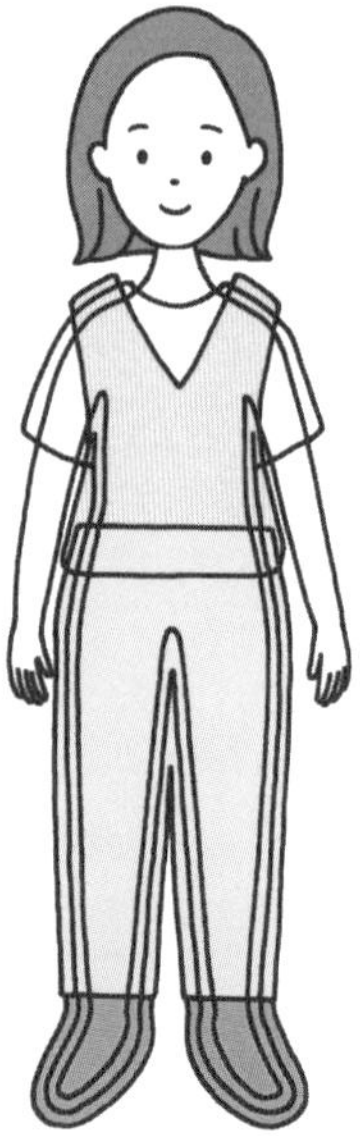

春・秋（涼しい時）

◎腕はできるだけ出す

◎上半身は半袖、または七分袖にする

◎寒い時は、ベストを重ねる

◎下半身は締めつけないパンツを履き、ズボン下を重ね履きする

◎足元は靴下の重ね履き

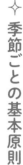

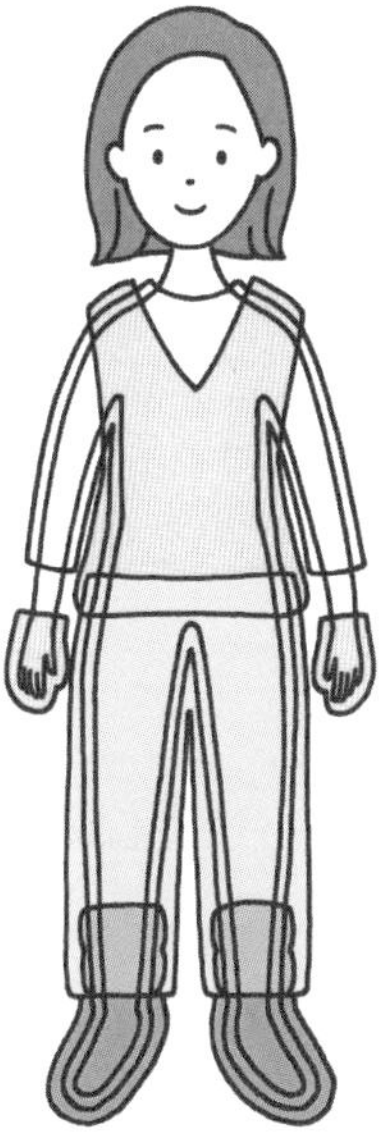

冬（寒い時）

◎上半身は七分袖
◎寒い時は、ベストを重ねる
◎長袖を着る場合、袖をまくる。または、袖口の広いものを選ぶ
◎手首は出す。手袋はしてもいい
◎下半身は春・秋と同じ服装。さらに、レッグウォーマーも活用したい
◎防寒用の手袋は、短めのもので、仕事や寒い地方以外では手首を出すようにする

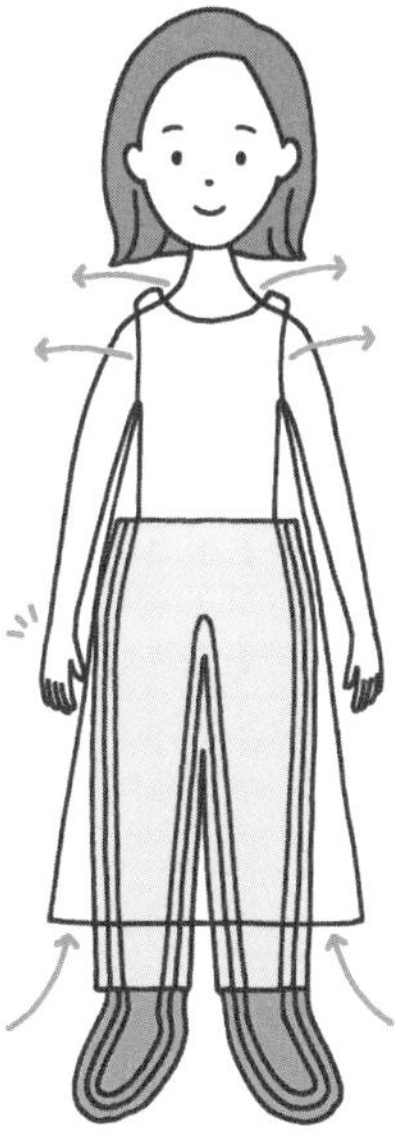

夏（暑い時）

◎体を衣服の「煙突」の中に入れるイメージ。ゆったりとした服を着る
◎体のまわりに風が通り抜ける状態にしていると、毒も抜ける
◎右手首を冷やすと涼しく、楽に過ごせる
◎足元は靴下の重ね履き
◎下半身は春・秋と同じ服装

下着
なるべく天然素材のもの（できれば絹）を選びましょう。化学繊維のものしかない時は、肌と下着の間に絹の布切れ（スカーフなど）をはさめばＯＫです。

ズボン下
若い人は嫌がりますが、ズボン下の重ね着（絹＋天然素材を交互に履く）によって、下半身がよく温まります。履きたくない人は、靴下をしっかり重ね履きしてください。

ナイロンストッキング
化学繊維である上、薄くて寒く、肌に密着するため、体にとても良くありません。どうしてもはかなければならない時は、絹混紡のストッキングがおすすめです。

首元
首のまわりを締めると、通気性が悪くなります。仕事でネクタイをする時は仕方がありませんが、それ以外は締めつけないようにしましょう。タートルネックセーターは避けたほうが良いです。下半身をしっかり温めると、首まわりの寒さは気にならなくなってきます。寒い地方や仕事によっては、ネックウォーマーやマフラーなど必要になりますので、その場合は例外です。

和服

裾が足元までくる和服は温かくて良いのですが、上半身と下半身が同じ厚さというのが欠点です。しかし、脇が開いているのと、袖や袖口が広いので上半身が冷えて良いのです。シルクとウールの５本指靴下などを重ね、その上に絹やウール混紡の足袋ソックスを重ねるなど工夫をしてください。絹や綿のズボン下やレギンスを重ね履きするのも忘れずに。

帽子

頭から熱が抜けるのを邪魔するので、かぶらないほうがいいですが、仕事などでかぶる必要がある場合は例外です。仕事以外でかぶる場合は、なるべく通気性の良い天然素材を選びましょう。

靴

本革製や布製のものが良いのですが、合成皮革製のものでもかまいません。甲高・幅広のウォーキングシューズやスニーカーを選んでください。足首まで包むようなデザインのものならさらに良いです。

子どもの服装

頭寒足熱の原則から、半ズボンよりは長ズボンがいいでしょう。裸足教育を行なう園がありますが、園の先生に靴下を履かせてもよいか話をしてみて、拒否されたら従い、家庭で冷えとりをするようにしてください。「いつも裸足」はＮＧです。

✧ 天然素材の靴下を重ね履き

足は体の毒がよく出る部位の1つです。足の裏は汗腺が発達していて、1日コップ1杯くらいの汗が出ています。内臓と密接なつながりがあり、冷え、食べ過ぎの毒を多く排出しているのです。化学繊維の靴下は避けて、毒を吸い取ってくれる絹・綿・毛など天然素材の靴下を選びましょう。化学繊維がいくらかでも入っている靴下を重ね履きしていると、蒸れたり不快な暑苦しさを感じるようになります。一方、絹などの天然素材の靴下は肌触りも温かく感じますので、一度履き比べてみてください。ただし、重ね履きの一番外側の靴下は、化学繊維でもかまいません。天然素材に比べ丈夫なので、中の靴下を擦れなどから守ってくれます。

靴下が湿っぽくなって冷たく感じたらこまめに取り替えて、いつも足元を温かくするよう心がけましょう。排毒作用や汗によって、靴下が湿り気を帯びて濡れている時間が長いと冷えを呼びますから、注意が必要です。湿り具合が強い人は、綿の代わりに毛にすると快適なようです。

靴下の履き方

1.
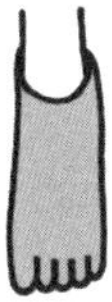
まず絹の５本指を履く

2.
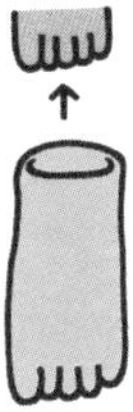
毛（または綿）の５本指を重ねる

3.
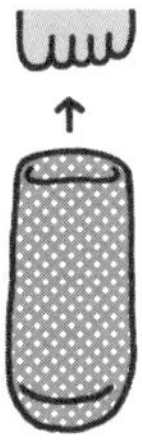
絹の先丸を履く

4.
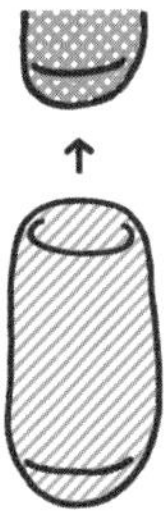
毛（または綿）の先丸を重ねる

肌へ直に着けるのは絹。

絹の上に天然素材の靴下を交互に履くことで層をつくっていく。

最低４枚は履く。冷えの強い人は10枚以上。自分の「冷え」に合わせて枚数を重ねる。

一番外側だけは、化繊の靴下でもよい。

絹
保温性に優れ、一番排毒作用が強い

綿
毒を吸う（湿りやすい）。安価で洗濯が楽

毛
湿気を外に出す作用があり、保温性に優れている

✧毒出しがわかる靴下の破れ

足元を温めることはわかった、でもなんで靴下は5本指なの？　と思いますよね。毒は目に見えない形で、体のあちこちから出ています。皮膚呼吸している毛穴からも、ちゃんと出ています。指を開いたり、擦ったり、空気に触れたり、水に触ったりする機会の多い「手」は、さまざまな刺激によって毒を出しています。

しかし「足」は、外気に触れる機会が少ないし、指もなかなか開きません。「じゃあ、裸足になって指を開けばいいでしょう」と言う人もいますが、それでは足元を冷やすことになってしまいます。冷えてしまっては元も子もありません。そうすると、足を温めるため、靴下は履いたほうがいいのです。

そういった事情から、5本指の靴下を履きます。足の指の間に入った繊維が、体の毒を吸い取って外へ出してくれます。

毒が出ている証拠に、冷えとりを始めてしばらくすると靴下が破れるようになります。履き始めてすぐ破れる人もいますが、靴下が不良品というわけではありません。

反対に、なかなか破れない人もいて、毒の出方はそれぞれで個人差があります。

毒出しの力が出てくると破れ始めますし、履くことによって体の毒が減っていくと破れなくなります。程度によって、1枚目が破れる人、2枚目、3枚目が破れる人という違いもあります。毒が強いと、1枚目の絹が毒をそのまま外へ出して、次の靴下へ送るのです。

なかには、悪臭が出るという人や、靴下の底や指の間が染まったという人もいます。極端な例では、寝たきりの人に重ね履きをさせて1時間ほどしたら、土踏まずから踵《かかと》にかけて、型で抜いたように4枚重ねで破れたという話もあります。歩かない寝たきりの人の靴下が、いきなり破れる。しかも、直径4センチほどの大きさで破れたのに糸くずがなく、まるで溶けているかのようだったことがあります。

また、擦れて薄くなる部分も、指の部分だったり、踵だったり、人によって違います。強烈な出方ではなくても、破れるところは悪い部分ということです。重ねる枚数を増やすことで、破れ始めることもあります。それは、排毒する力が出てきたことを意味します。「毒を出すにも力がいる」ということ。特定の場所が破れてもどこが悪いのかと細かいことは気にせず、しっかり毒出ししてください。

✧冷えているから食べ過ぎる！

冷えによって消化器が調子を崩すと、食欲が狂ってたくさん食べたくなります。食べることでストレスを発散しようとしても、毒をため込むことになってしまいます。これらは育ち盛りの子どもは例外ですが、冷えとりをして消化器が良くなれば、食欲も正常になります。まず腹八分を心がけながら同時に冷えとりを。体が正常に戻ってくると、無理なく食べ過ぎがおさまります。

食べ物には、体を温める食品と冷やす食品があります。温める食品を中心にした食事を心がけてください。生野菜や果物は体を冷やします。食べる時は、冷やす性質を緩和する醤油や味噌（塩の害を弱めるアミノ酸が共存している）をつけることをおすすめします。

体を冷やす食品は摂り過ぎると良くないのですが、逆に温めるものばかり食べていると、体が怠けてしまいます。冷やすものが少し（全体の10％程度）入っているほうが、体が頑張ってちょうどいいようです。

温める性質の食品・冷やす性質の食品

温める性質の食品	
水面下に生えるもの	海藻類（昆布・ワカメ・海苔）
地面の下に生えるもの	根菜類（ゴボウ・大根・ニンジン等）、イモ類 ※ただし、生の生姜は体を冷やすので注意。薬味程度ならＯＫ
豆類	小豆・エンドウ豆等、その他大豆製品（豆腐等）
干したもの	乾燥野菜・干し魚・干し肉・干しキノコ
発酵食品	味噌・醤油・酢・納豆・糠漬け・チーズ・ヨーグルト
塩を加えたもの	塩漬けや味噌漬けにした野菜・魚・肉等
重石で圧力を加えたもの	漬けもの
精白・精製していないもの	玄米・粟・ひえ・天然塩・粗糖・天然はちみつ・黒砂糖

冷やす性質の食品	
人工的に精製したもの	白米・精製食品・白砂糖・精製塩・マーガリン・人工甘味料・化学調味料・防腐保存料
地面の上に出ている植物	菜っ葉類・果物類（醤油や味噌を少々つけると良い）
嗜好品	酒・タバコ・香辛料・お菓子・甘みの強い乳製品（アイスクリーム等）・清涼飲料水・医薬品・サプリメント
熱を加えても冷やす性質のもの	動物性脂肪（肉や魚には柑橘類の汁を少々かけると良い）

※煮る・ゆでる・蒸す・炒める・煎る・揚げるなど加熱調理すると、冷やす性質の食品も温める性質に。
※温める性質の食品でも「食べ過ぎる」と害になり冷やす性質に変化する。

✧食事の摂り方と噛む効果

きちんと噛まず早食いしている人は、たくさん食べても少ししか栄養が吸収されていません。しかし、よく噛んで食べれば、少量でもたくさんの栄養が吸収されます。

試しに、次の食べ方をしてみてください。

①親指の先くらいの食べ物を口に入れ、右のほうで5～6回噛んだら今度は左。

②5～6回噛んだら今度は右。飲みこもうとせず、これを繰り返します。

食べ物の中のバイ菌は、胃酸で消されます。けれども、よく噛まないまま食べ物を飲みこんでしまうと、中のバイ菌まで胃酸がしみこまないのです。

しっかり噛むことで、食中毒が防げます。よく噛むことは、食べ過ぎにならず、がんの予防にもなるのです。顎関節からは、毒がよく出ます。よく噛むと顎関節をよく動かすことになるので、毒がよく出るようになります。

口内炎ができるのは「食べないで！」という警告。痛いまま無理して食べないほうが早く治ります。

「噛む」効果

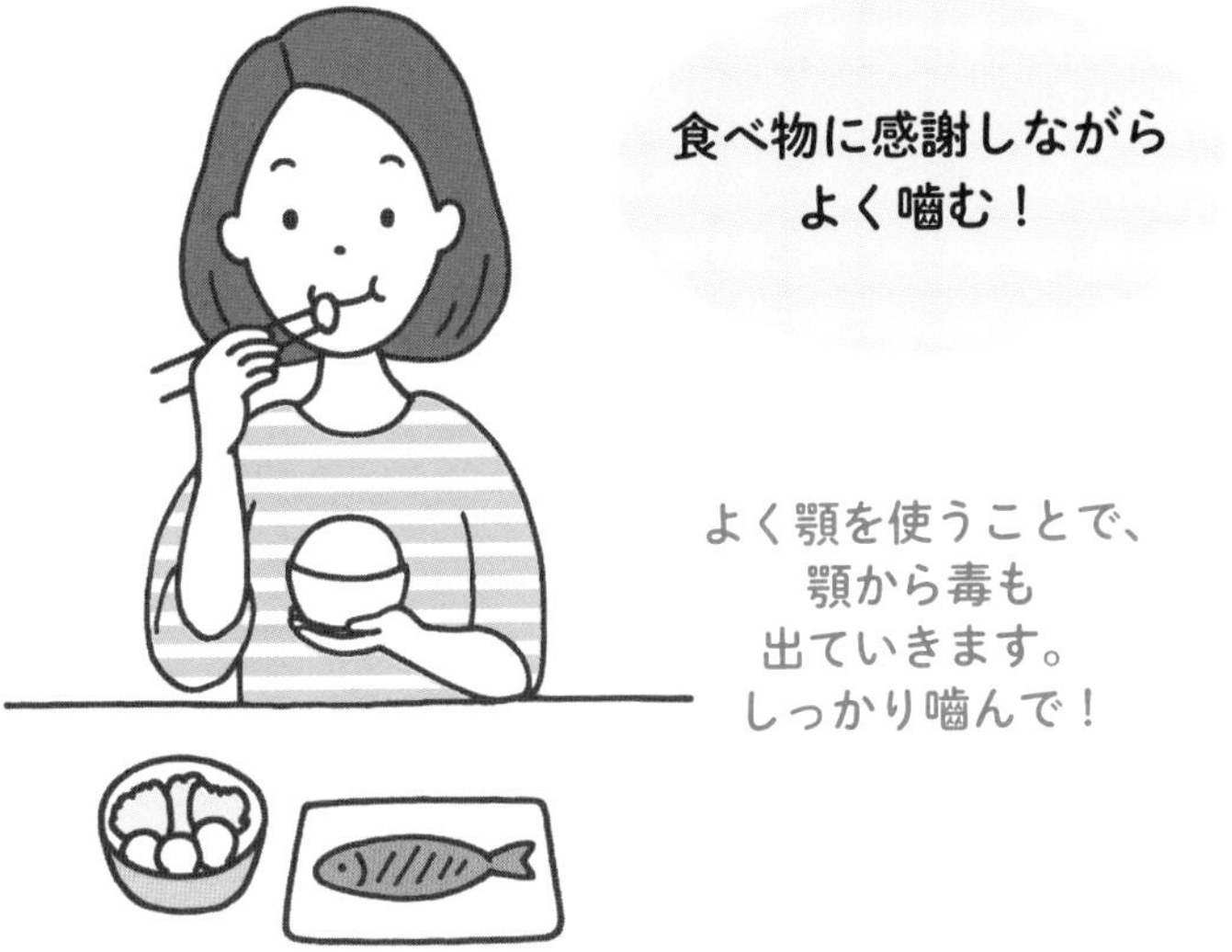
食べ物に感謝しながら
よく噛む！
よく顎を使うことで、
顎から毒も
出ていきます。
しっかり噛んで！

「食べなければ力が出ないのでは」と三食摂ることにこだわらず、とくに食べたくない時は食事を抜いて、消化器を休ませましょう。

　海外にお住まいの方から、食に関して質問をもらうことがありますが、日本食にこだわりすぎず、その土地の食生活に従ってください、とお伝えしています。

「身《しん》土《ど》不《ふ》二《じ》」という考えがあります。それは、その土地に合ったものを食べるのがよいということ。臨機応変に利用しながら生活をしていくことが大切です。

✧寝ている時に毒がよく出る

就寝時には毒がよく出ます。一例として、冷えとりを始めてから、起きると部屋中くさい臭いが充満している、という話があります。

寝る時は、なるべく湯たんぽを利用してください。陶器製をおすすめしていますが、手持ちの他の素材のものでも十分です。

湯たんぽは1個でなくて、2個でも3個でもかまいません。要は、寝ている時にも半身浴の状態を作りたいのです。靴下の重ね履きも、半身浴の状態を少しでも長く保ちたいということがきっかけで考えた方法です。夜の場合はとくに寝ている時に毒がよく出ますから、より温めて毒出しをするチャンスなのです。とくに体の不調を感じている人や、最近不調が続いていると思う人は、就寝時は湯たんぽを増やしたり、靴下の枚数を増やしたりして、なるべく下半身を温めて毒を出しましょう。

夏はどうするのですか？　という質問をよく受けます。エアコンや扇風機をうまく利用して上半身が涼しい状態になるよう工夫をしてください。掛け布団などを半分に

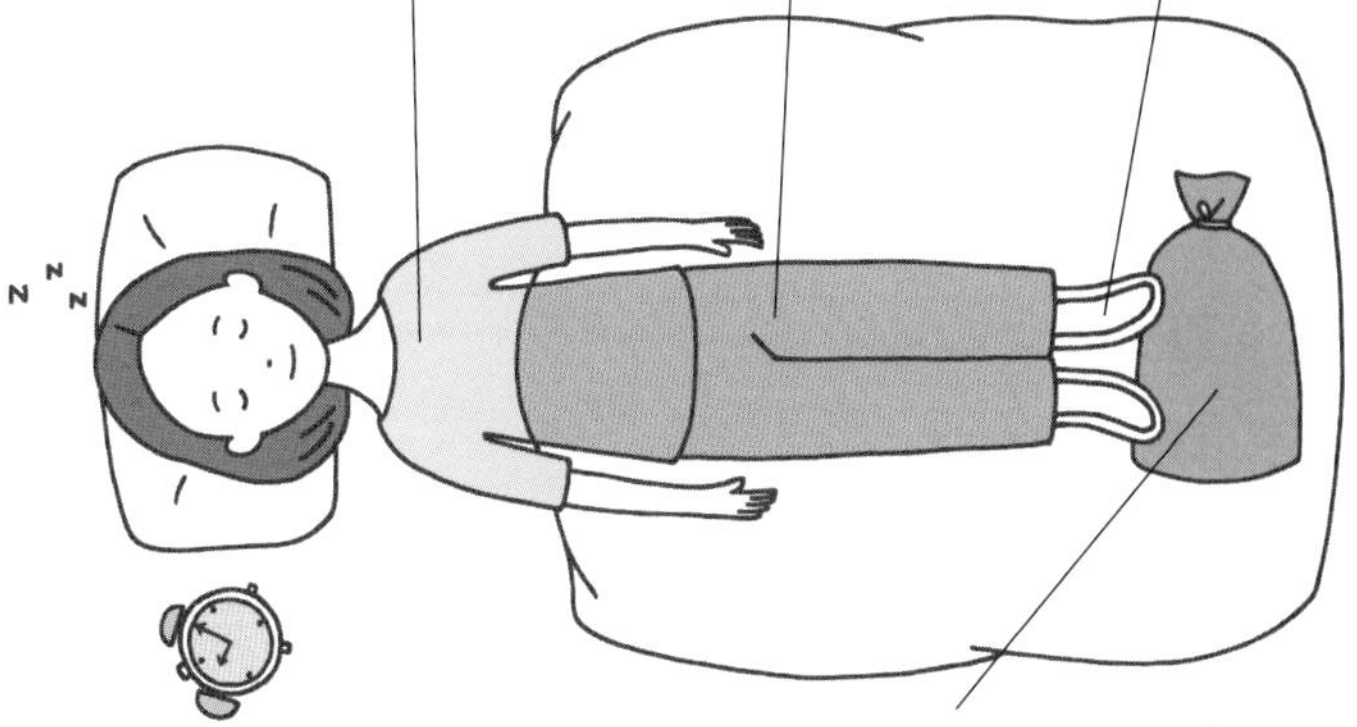
下半身もなるべく
天然素材を重ねる
寝る時も靴下を
重ね履きする
上半身は薄着
湯たんぽをタオルなどで包むのも良い。
冷えが強い人は複数個使いましょう。

折って足元にかけるとより良いです。上半身は夏ならタンクトップや裸でも良いぐらいです。

肩を冷やすと肩こりになると思われがちですが、そうではありません。消化器が悪いために肩こりになるので、上半身を薄着にしても心配ありません。むしろ、上半身を薄着にしないまま下半身を温めてしまうと、暑くて寝苦しくなります。

布団の素材はできれば天然素材がいいのですが、買い替え時でもなく、冷えとりのためにわざわざ買い揃えるというのなら、その必要はありません。

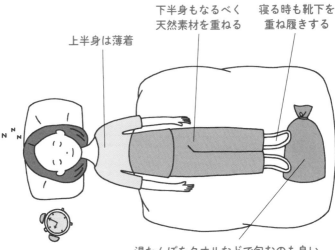

✧ぬるめのお湯で体の芯まで温める

お風呂で半身浴をすれば、体は温まり、毒もよく出ます。しかし、間違った入浴をしてしまうと、かえって冷えを悪化させてしまいます。基本となる正しい入浴法で、頭寒足熱の状態をつくりましょう。

みぞおちから下をお湯につけ、なるべく腕を外に出します。長く入っていられる温度のお湯に、最低でも20〜30分つかります。体の芯から温まり、じわじわ汗が出ますし、湯冷めせずにすみます（出る間際の追い焚きはさらに温まる）。

熱い湯に入らないと風邪をひくと思っている人がいるようですが、それは逆効果。魚も強火で焼くと、表面だけ焦げて中に火が通りませんよね。けれども弱火でじっくり焼けば、中心まで十分に熱が伝わります。お風呂も同じで、熱い湯だと、皮膚の表面がバリアをつくって中に熱を入れないようにしてしまいます。このため、せっかく入っても、実は体の芯が冷えたままなのです。

半身浴ができない時は、足湯または138ページの方法で冷えをとってください。

半身浴

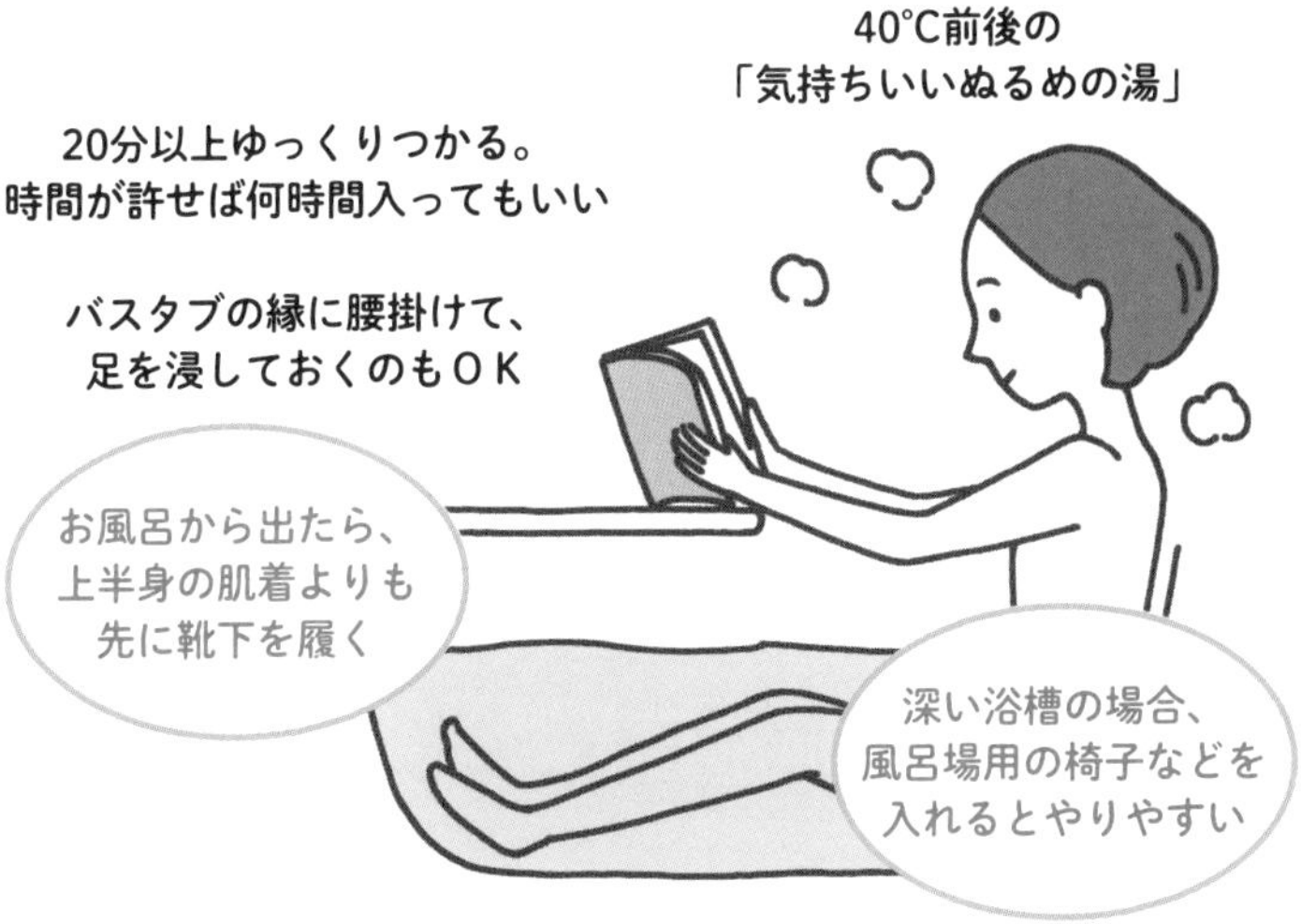
40℃前後の
「気持ちいいぬるめの湯」
20分以上ゆっくりつかる。
時間が許せば何時間入ってもいい
バスタブの縁に腰掛けて、
足を浸しておくのもＯＫ
お風呂から出たら、
上半身の肌着よりも
先に靴下を履く
深い浴槽の場合、
風呂場用の椅子などを
入れるとやりやすい

足　湯

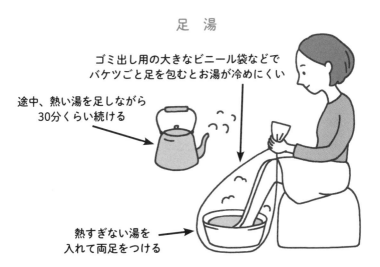

ゴミ出し用の大きなビニール袋などで
バケツごと足を包むとお湯が冷めにくい
途中、熱い湯を足しながら
30分くらい続ける
熱すぎない湯を
入れて両足をつける

Part 2-3

冷えとり実践法「春夏秋冬」の過ごし方

point

❶ 五臓と季節は密接な関係がある
❷ 夏こそ冷えに注意する
❸ 消化器だけ年に4回毒出しの時期がある

✧ 芽吹きの春は、肝臓が毒出し

五臓六腑と季節は、深い関わりをもっています。春は肝臓、夏は心臓、秋は肺、冬は腎臓、それぞれの毒出しが盛んになります（P67参照）。

春は肝臓の季節です。解毒器官である肝臓の働きが活発になるため、「解毒の季節」となります。肝臓が悪い人は怒りっぽく（攻撃的）なります。その毒が腎臓へいくと臆病な気持ちになります。腎臓にたまった毒は肺へ流れ、肺が悪い人は、メソメソクヨクヨ（悲観的）します。さらにその毒が消化器へいき、消化器が悪いと優柔不断（甘ったれ）になります。この性格は全部、うつの性格です。

精神的な疾患も、しっかりと冷えとりをすれば良くなります。そのつもりであまり悩まず、ぜひ生活に取り入れてください。

春になるとスギやヒノキによる花粉症で悩む人は、相変わらず多いようです。実はこの花粉症も、毒出し症状の1つなのです。

寒い時期、サーキュレーターを使っていないと部屋は暖房で上だけ熱くなります。足元が冷たい状態の中に冬の間ずっといると、とくに冷えをためこむことになります。春の花粉症は、その結果の毒出しなのです。

花粉を目の敵にせず、目の充血、かゆみ、くしゃみ、鼻水などで、毒出ししてしまいましょう。冬の間の生活でたくさんためこんでいた毒を、スギなどの花粉が引き金となって体の外へ出してくれているのだと考えてください。

寒いからといってあまり体を動かさず、足元を冷やした空間で過ごしていると毒が増えます。大病を招く前にあなたの体が、毒を出そうとしてくれているのですから、少し大変ですが薬などで止めず、どんどん出しましょう。食生活を見直して冷えをつくらない生活をしていれば、だんだん花粉症の症状が治っていきます。

✧心臓が毒を出す夏こそ冷えとりを

夏は心臓の季節です。夏が好きな人と苦手な人がいますが、実はこれ、その人の内臓の具合と関わりがあるのです。とくに心臓病の人や消化器疾患のある人、肥満気味の人にとってはつらい時期です。これらの病気を抱えている人は、いつも以上に半身浴や足湯、靴下の重ね履きをし、湯たんぽを使い続けて足元をよく温めてください。

日本の夏は、蒸し暑さが特徴です。こうした湿気に弱い臓器が消化器です。消化器に毒がたまると、何とか自分を楽にしようと腎臓を攻めたり、心臓に助けてもらおうとします。しかし心臓は夏に毒出しをするので、この毒をあまり受け取ることができません。みなさんはよく「夏バテで食べられない」と心配しますが、夏は心臓のためにも食べ過ぎないほうがいいのです。

消化器から毒を押しつけられた腎臓は、臓器のなかでも一番冷えが苦手。夏だからといって靴下の重ね履きを止めて素足でいると、腎臓に毒がたまります。悪くなった腎臓は心臓を攻めたり、肺に助けを求めようとします。さらにひどくなると夏風邪や脱水症状のような形で毒出しをするので、気をつけましょう。
夏の強い日差しを受けて上半身が熱くなる分、足元は他の季節以上に冷えていま
す。つまり、夏であっても足元の冷えに注意し、靴下を多めに重ね履きするほうがい
いくらいです。この時のポイントは、上半身はいつも薄着にすることです。
血液の循環を良くすると、内臓の働きによって汗がたくさん出ます。この時期は、
汗という形で毒素を少しでも多く出してください。汗を吸った衣類は、こまめに取り
替えるようにします。
さて、夏になると熱中症で亡くなる方がおられます。これは、素足によって足元が
冷え、知らぬ間に体の芯が冷え切ってしまうことが原因です。発汗による体温調節が
できないので、上半身がどんどん熱くなります。血液の温度が上がっていくと、脳に
もダメージが与えられます。脳細胞は、40℃以上になると機能しなくなり、熱中症と
なって倒れてしまうというしくみです。
夏になるとよく食べるのが、そうめんや冷麦。また麦茶もよく飲みますね。麦は心
臓にとって親の関係である肝臓の薬になります。肝臓の働きが良くなって心臓を助け
ることができるよう、昔から食事にうまく取り入れられているわけです。

✧実りの秋は、肺が毒出し

秋は肺の季節です。肺が、たまっている毒素を出すことによって病気を治そうとします。喉《のど》や鼻から、咳・鼻水などの形で毒素を外に出そうとするので、春ほどではないものの、アレルギー症状などが起きやすくなります。

呼吸をする時は、腹式呼吸（Ｐ80参照）を心がけましょう。息を吸うのは鼻からです。鼻で空気を温めて湿気を与えることにより、乾燥と冷気を嫌う肺を守ります。また、肺の毒を出すことを意識して、とくに吐く息に注意してください。少し難しいですが、慣れてきたら口ではなく鼻から息を吐くようにします。

肺は西洋医学では呼吸器としかとらえられていませんが、東洋医学では肺は大腸・皮膚・体内にあるすべての内膜、粘膜に密接な関係があるとされています。肺・大腸・皮膚は排泄機能も受けもっているため、下痢や便秘がちの人、皮膚病の人は、肺や大腸が悪いと考えられます。

秋はとくに注意して毒出しに努めてください。この時期に下痢が続いたり、湿疹が出たりするのは、こうした理由によるものです。症状が治まるまで、出るものはすべて出し切ってしまったほうが本当の意味で完治しやすくなります。

秋の初めには、熱が出ることもよくあります。これは、夏の間に暑いからと冷えとりをサボったり、果物を摂り過ぎたり、水遊びをしたりしてためた冷えが原因なのです。ひどい時には何週間、何カ月も微熱が続くため、何か重い病気なのではないか、と思われることもあります。

一時的に解熱剤で熱を抑えても冷えはそのままなので、生命維持のために体は何とか温めようとして、あとからまた発熱するおそれがあります。すぐに解熱剤に頼るより、なるべく半身浴を心がけて熱を下げるようにしましょう。また、入浴時以外は靴下をたくさん重ね履きして温かくすることも効果的です。体の芯の冷えが抜けてくれば、熱は下がります。

秋はまた、稲の収穫期です。実りの秋・食欲の秋といって、ご飯がおいしい季節ですが、食べ過ぎないように注意し、ゆっくりよく噛んで、季節の恵みに感謝しながらいただいてください。

✧乾燥しやすく寒い冬は、腎臓が毒出し

冬は腎臓の季節です。腎臓は骨と関係が深く、骨に障害が出やすいので要注意です。転んで骨折したりするのは、寒いからというより、腎臓の毒出しという意味があります。冬の間、腎臓の働きが活発になり、たまっている毒を出していきます。症状があるのは、毒が出ている証拠です。例えば腰痛（ギックリ腰など）が起きやすいのですが、腎臓と関わりが大きい部位だからなのです。こうした症状が出た時、大もととなっている腎臓を治してあげないと、何回も再発を繰り返します。

また、冬はとくに風邪をひきやすくなります。風邪を予防するためにも、半身浴をしたり湯たんぽを使ったりしましょう。風邪のウイルスは、冷えと乾燥を好みます。ですから、なるべく湿気のある温かさを体に与えればよいのです。

風邪にはビタミンCが効くと考えて、たくさん果物を食べる人がいます。しかし果物は体を冷やしますので、体を温める食べ物からビタミンCを摂取しましょう。例えば、緑茶、海藻類、根菜類などに、ビタミンCがたくさん含まれています。ただし、

無理にビタミンCを摂る必要はありません。それよりも、しっかりと足元を温めることが重要です。

風邪をひくと食欲が落ちます。そういう時は無理をして食べず、消化器を休ませましょう。お粥はあまり噛まなくても食べられるため、つい食べ過ぎてしまうことから、おすすめしていません。食べたくなった時は、お粥でなく普通に炊いたご飯を時間をかけてよく噛み、口の中でお粥を作るつもりで食べるようにしてください。こういう食べ方をすると消化器も良くなります。

風邪やインフルエンザも毒出しの一つです。

空気の乾燥が激しい冬は、肺の働きが低下します。そして、毒となっているものを肺から出そうとして咳がひどくなったりします。毒出しですので、安易に薬で止めるのはよくありません。むしろ積極的に咳をして毒を出してください。足元を十分に温めていれば、咳がつらくても体力の消耗は抑えられますし、気管支炎や肺炎になることもありません。

肺と関係の深い皮膚からも毒が出ます。冬に肌が荒れやすいのは、乾燥だけが原因ではないのです。アトピー性皮膚炎の乾性の湿疹も、この時期に出やすくなります。

✧消化器の毒出しは、一年に4回

「土用」という言葉は聞いたことがあるでしょう。今は「土用の丑《うし》の日」が有名ですが、この土用は、一年のうちに4回あります。立春（2月3日頃）、立夏（5月5日頃）、立秋（8月8日頃）、立冬（11月8日頃）の直前約2週間が土用の時期です。いわゆる季節の変わり目はすべて、消化器の毒出し時期です。他の臓器は一年に1回ずつなのに、消化器は4回必要なのです。体にとっていかに食べ過ぎが害になるかがわかりますね。

季節の間中ずっと働き続けた胃や膵臓は、次の季節に備え、土用の時期に毒素を体の外へ出そうとします。季節の変わり目によく体調を崩す人がいますが、それは消化器が悪いのです。症状としては、風邪、発熱、下痢、嘔吐、胃痛、食欲不振、倦怠感などが現れやすいです。

しかし、消化器は何ともなく、心臓や腎臓に症状が出ることもあります。これは、消化器の毒が心臓や腎臓へ送られて起きるものです。

季節と五臓の関係

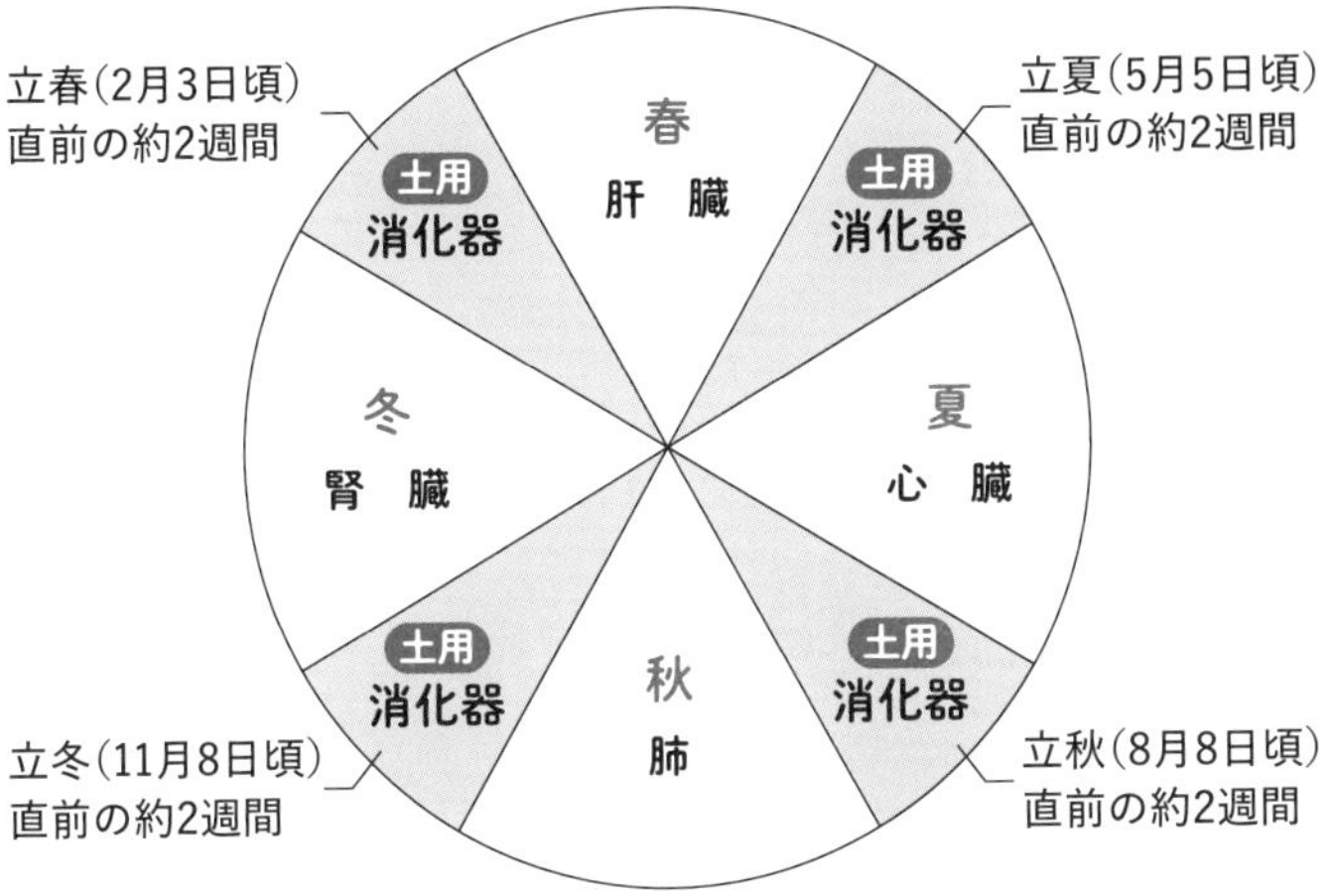

心臓は、高血圧、脳溢血《のういっけつ》、脳血栓《のうけっせん》などといった血管系統のほうに症状が出たりします。肩や腕（左側が多い）の痛み、しびれなどは、消化器と心臓の毒が送られて起こります。

腎臓にいった毒は、鼻や耳、腰椎（ギックリ腰）など関わりの深い部位に送られて症状が出たりします。中耳炎、耳鳴り、難聴、鼻血などはこのために起こります。

季節の変わり目は体調が崩れるものだとあきらめず、食べ過ぎに注意しながら冷えとりをして、心と体をととのえてください。

Part
2-4

瞑眩とのつきあい方

point

❶ 昔の東洋医学の流れをくむ冷えとり医学
❷ 瞑眩は悪化ではない
❸ 瞑眩は乗り越えられる

今までの常識を捨てる

西洋医学など
◎症状を抑える
◎悪いところは取り除く
◎原因不明、治療方法のない
病気や怪我がある

考え方が180度違う!!!

冷えとり医学
◎症状は毒出しなので、
どんどん出す
◎体を温めて循環を良くし、
毒を体の外へ出す
◎自然治癒力をしっかり
強めれば、自分で万病が治せる

従来の医学の
考えに縛られ
過ぎると、
本来治るものも
治りません

✧冷えとりは新しい医学

冷えとりは、数多くある「健康法」の1つと思われがちです。しかし、「冷えとり医学」だと考えてもらうほうが、理解が早いかもしれません。

「東洋医学とはどう違うの？」と、疑問をもたれる方もいるでしょう。長い歴史をもつ中国の昔の流派では「出す」ということに重きを置いていて、冷えとり医学はその考え方をもとにしています。しかし、だんだん時代が下るにつれ、わがままな権力者が出てきました。皇帝が医者を呼んで「この頭痛をどうにかしろ」と言った時、「それは毒出しですから、我慢してください」なんてことは許されなかった。そういった流れから東洋医学は、次第に症状を「抑える」方針に変わってしまったのです。ですから、冷えとりは現在の東洋医学と異なる〝別の医学〟と考えてください。

よく「冷えとりと併用して鍼《はり》や漢方をやれば、早く治りますか？」と聞かれます。その場合、せっかく毒を出しているのに、抑えてしまうことがありますから注意が必要です。体から出せる毒はすべて、冷えとりで出してしまってください。

✧ 瞑眩と病気の症状は、似ているようで違う

病気の時は本能が狂ってしまって、毒を出す力が弱まっています。

ところが冷えをとって体の機能が正常に戻っていくと、自然治癒力が働いて敏感になります。足元の冷えが自覚できるようになった人は、靴下をたくさん重ねないと寒く感じます。少し食べ過ぎただけで、胃が痛くなったり吐き気を起こす人もいます。

また、具合が悪くて皮膚に湿疹が出ていた人は、毒が皮膚に出やすい状態になっているため、ひどいかゆみ・吹き出物・炎症などが皮膚に現れます。このように体調が快方に向かう時、一時的に強い症状が出る好転反応が「瞑眩《めんげん》」です。

体内に毒が「10」あって、満杯になっていることをイメージしてください。そこに新しく「5」の毒が増えたとします。すると、すでに満杯になっている体内から、単に新しく増えた「5」の分の毒があふれて症状が出ます。そして体内には、満杯の「10」の毒がそのまま残っています。

ところが瞑眩の毒出しは、過去に体内へためこんでしまった「10」の毒のうち

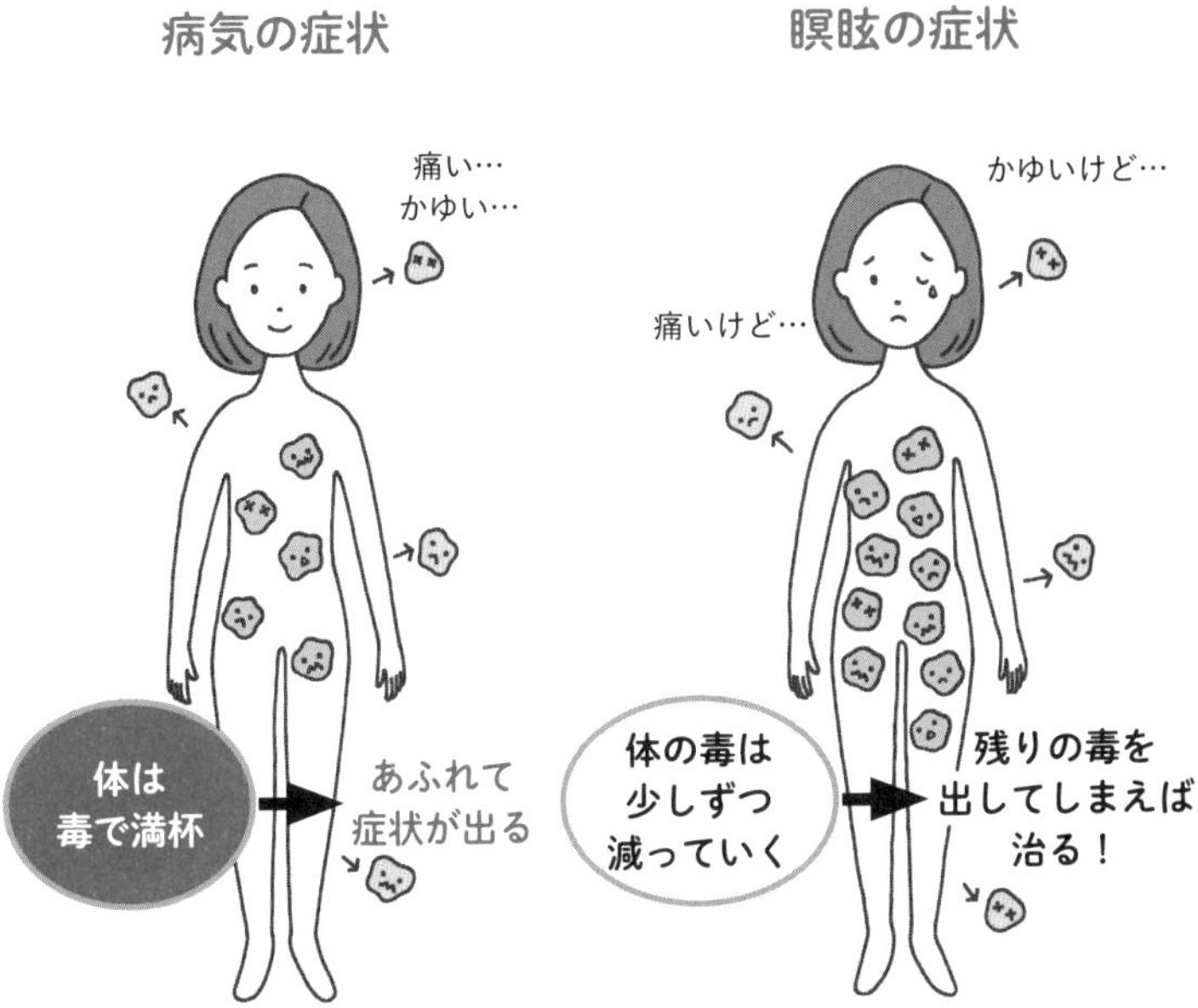
病気の症状
痛い…
かゆい…
体は
毒で満杯
あふれて
症状が出る
瞑眩の症状
かゆいけど…
痛いけど…
体の毒は
少しずつ
減っていく
残りの毒を
出してしまえば
治る！

「5」を出している状態です。症状としては同じ「5」ですが、こちらは体内の毒が「5」に減っています。そして、この残り「5」の毒を出してしまえば、すっかり治るということになるのです。

「進行している」病気の症状と、「快方へ向かっている」瞑眩の症状は、一見同じに見えて意味が違います。

病気の症状が出ると体の具合は非常に悪いのですが、瞑眩の場合は症状のわりに本人が平気で活動でき、顔色も次第に良くなって艶が出てきます。

ただし、本人が「悪化している」と思いこむと重症感が出てしまうので、現れてきた症状にふりまわされずに冷えとりを続けてください。

✧嘘のような本当の冷えとり

●思いがけない変化

なかにはまったくない、あるいは気づかない人もいますので、心配し過ぎる必要はありません。

瞑眩の症状は、人によって実にさまざまです。冷えとりが効果を発揮して、体の毒出し能力が強くなってきたということですので、あまり驚かず「これで病気が軽くなる」と考えて、体の奥の毒まで出してしまいましょう。

※瞑眩の時に比較的出やすい症状は、140ページの症状例を参照してください。

●毒出し（排毒）とは逆に、防毒作用の症状もある

口内炎、歯槽膿漏《しそうのうろう》、歯痛などは、消化器の具合が良くないので、毒となる食べ過ぎ

を防ごうとしています。そのため、あえて食べ物を摂れないようにして、毒がたまるのを防いでいる状態です。

●半身浴をすると、毒が出やすい

半身浴は、体を頭寒足熱の状態にするとともに、毒を出す良い手段となります。湯の中には、汗だけでなくいろいろな形で毒が出ていきます。

●半身浴も、臨機応変に

基本の半身浴は、腕と上半身を湯船の外に出します。しかし、アトピー性皮膚炎などのような症状で首や腕に症状が出ている人は、時々その場所を湯につけてさすったり掻いたり洗ったりすると、毒が湯にとけて楽になります。湯の中のバイ菌が掻いた傷から入るということはありません。

✧正しい生活で病気は治る

「病気」は治そうと思っている人がほとんどです。しかし、私たちは大事なものを見落としがちです。なぜ体が悪くなったのか。それには理由があったはずです。多くは自分本位の立ち居振る舞い、行動からきているものです。

冷えとりは、頭寒足熱や食事を見直すなど、これまでの間違った生活を反省して、正しい生活をすることを目的とした医学です。

正しい生活ができれば、病気は治るという考え方です。病気だけを治そうとするのでは、病気は治りません。

根本的な自分の間違った生活習慣が変わらず、自分本位の考えを変えなければ、その部分だけ切り取っても仕方ありません。病気は自分でつくっているわけですから、その土台が変わらなければ、また現れるわけです。

つまり、自分を省みてまず自分自身を正し直すのです。それができて、生活自体も直すことができれば、体の病気も治ります。

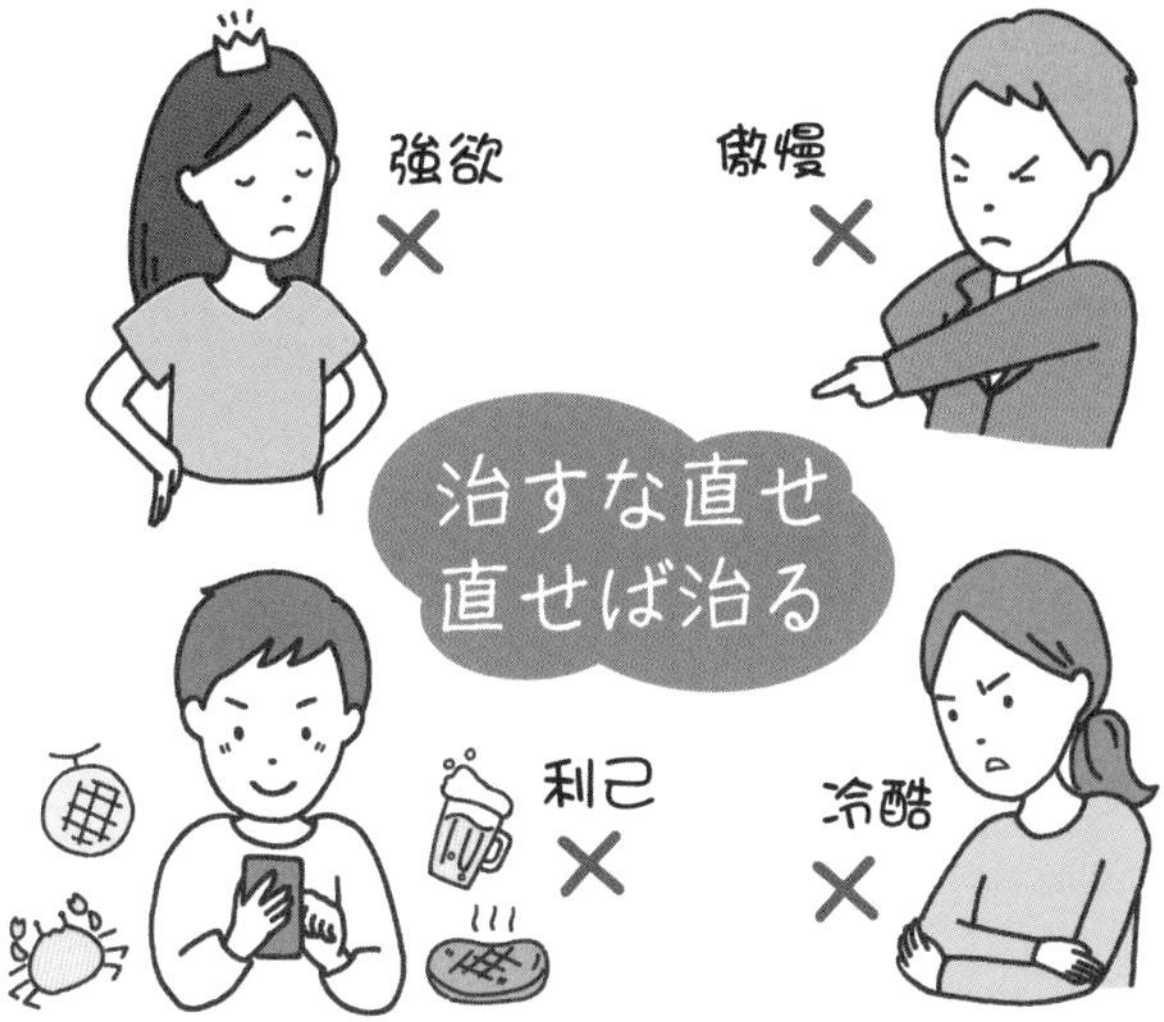

自分本位の考え方は、自分の健康を阻害します。
毒をためない生活こそが、健康への第一歩。

高圧的な態度だったり、意地悪だったり、傲慢だったり、見栄っ張りだったりするのは、自分本位の考えからくるものです。そういったものが自分の健康を害していきます。

病気をつくるのも治すのも自分次第なのです。病院や手術で治せることは限られています。些細なことの積み重ねが病気となって現れます。食生活の影響もありますが、それだけにこだわらずに頭寒足熱の生活をしていくと、徐々に食の好みが良いほうへ変わっていきます。

✧よくある質問

Q. 瞑眩が出ません

瞑眩の出方は、人それぞれです。「靴下が破れない」「瞑眩が出ない」というのは、まだ毒を出す力がないことを意味します。毒出しがおだやかで、本人が気づかない場合もあります。「2週間靴下を履いてみましたが、何の変化もないので止めました」というメールをいただくことがあります。人によっては2週間では難しい場合もあります。焦らず、まずは生活習慣として続けてみてください。

私自身、初めのうちは瞑眩がとくに出なかったので、「なーんだ」と思っていたのです。ところが、7年後くらいにドカンときました。高熱が出たり、その数年後下半身に湿疹がたくさん出て、かゆくて大変でした。体の毒を出せるようになるまで、それだけの年月がかかったということです。その人に「準備」ができた時に、一気に出るということもあるのです。

Q. いつになったら治るのでしょうか？

瞑眩について考える時、「大掃除」をイメージしていただくといいと思います。ゴミでいっぱいになった家を大掃除しているようなものです。

例えば年末に大掃除してチリ1つなくきれいにしても、お正月過ぎて3日くらいすると、ほこりがたまってきますよね。

それと同じで、1回大きい毒出しをしたから、もういいというものではありません。生きている限り毒はたまっていきます。食べ物、冷え、日常生活のイライラなど、すべてが毒。日々そういうものがたまってくるから、家の生活ゴミと同じで毎日出さなきゃいけない。いつになったら終わるとかそういうことではなく、この先一生冷えとりをすることで、常に体をきれいにしていくのです。

私も下半身に湿疹が出た時、正直すごく不安になりました。小さい頃から皮膚トラブルは一切なかったのに。サーッと良くなったかなと思うと、また峠があるのです。ここでふんばるかどうか。薬を飲んだり、塗ったりするとまた戻ってしまう。その峠でふんばって、自分の力で乗り越えていくことがカギです。

Column
2

ビクビクしながら食べない

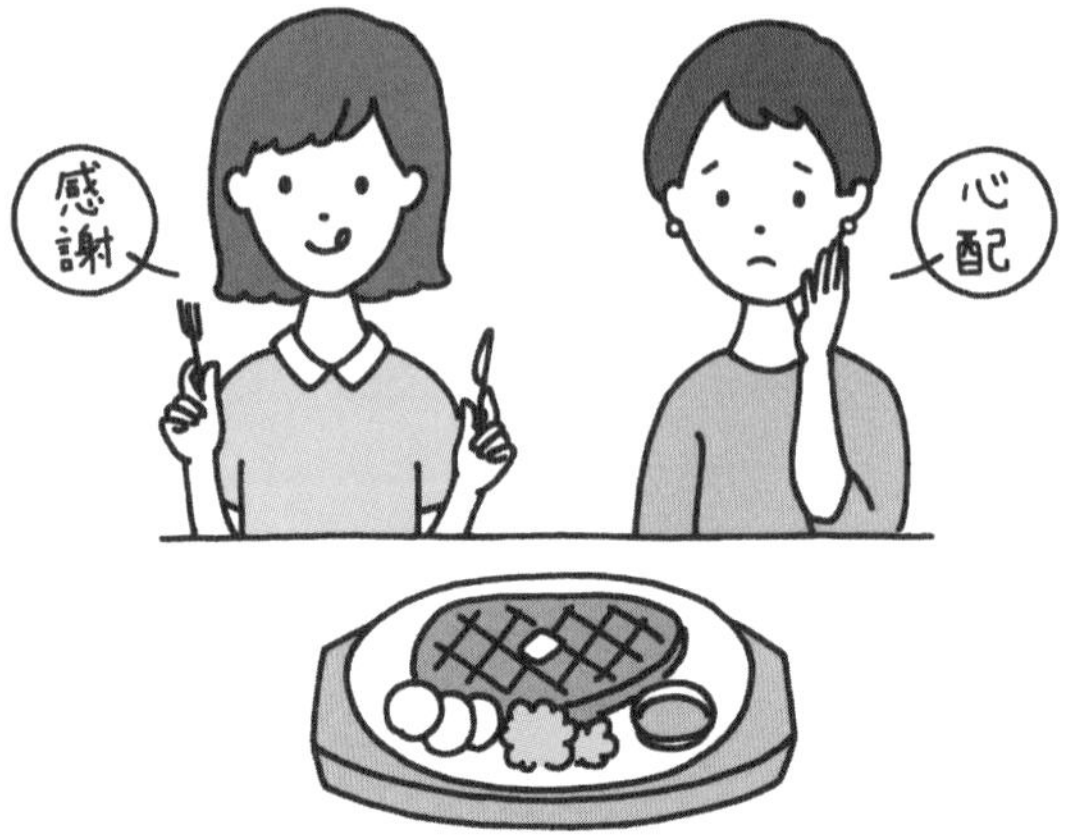

時々「玄米でないといけないんですよね!?」とか「肉や魚はだめなんですよね!?」と尋ねてくる方がいます。父が以前に玄米のほうが望ましい、と本に書いたことがありますが、「絶対に玄米」とは言っていません。

同じものを食べても、摂り方によってその作用は違ってくるものです。

例えば、何かの機会でステーキを食べる時、「体に悪いんじゃないかしら?」と心配しながら食べている人がいます。そういう気分で食べると、悪い要素だけ残って、良い要素が出ていってしまうものです。それで体に不調が出てしまうこともあるでしょう。そんなことよりも、食べ物に感謝しながらいただきましょう。

Part

冷えとりを続ける

進藤幸恵

Part 3-1 冷えとり生活+α《プラスアルファ》情報

いざ冷えとり生活を始めてみますと、「半身浴の間が退屈でつらい」とか、「私は冷えがあるけど暑がりなので、20分以上もお風呂に入っているなんてとても無理」とか、「どんな靴を履けばいいのかわからなくなった」などの悩みが出てくるようで、よく相談を受けます。また、「私はよく右肩が痛くなるのですが、どうしてですか？」とか、「靴下の土踏まずの部分がいつも破れるのですが、なぜですか？」といった質問もあります。

そこで、ここでは私が勉強会などでお答えしている、冷えとり生活を続けていく上で知っておくと楽になる、＋αの情報をいくつかご紹介いたします。

大切なのは、基本をきちんと理解し、その上で自分に合った無理のない続け方をすることです。柔軟な頭でいろいろと工夫をし、それを楽しみながら冷えとり生活を送ってください。

✧湯たんぽを活用する

プラスチック製や金属製の湯たんぽもありますが、一番良いのは陶器製です。

火傷をしないように、
ミトン型の鍋つかみを手にはめて
お湯を入れたり運んでいます

冷えが強いので少しずつ増やし、今は６個使用

夏、「湯たんぽを入れると暑い〜」と感じる日は、
クーラーや扇風機をかけたり、
頭を氷枕や保冷ジェルで冷やすことも。
上半身はキャミソールかタンクトップ。
男性や子どもは裸で寝るのも良いです

疲れ過ぎたり、時間がなくて半身浴ができない
時は靴下の枚数を増やし、
日中も湯たんぽでしっかり下半身を温めています

うちの会社は制服が決まっていて
靴下が履けません。
冷房が強いので、オフィスでP139のように使用

ゴム製湯たんぽはペタンとつぶれるので、
旅先にでも持って行けます。
落としても割れないので、
オフィスや病院でも使いやすい！

半身浴中に何をしている？

水分補給を
忘れないで！

浴槽に半分フタをして
本を読んでいます

お風呂用のブックスタンドを使うと、
雑誌が読みやすいです

通販のカタログなら気楽に読めるので、
それをゆっくり見ています

防水機能付きのタブレットなどで
動画やDVDを見ています

防水・防滴オーディオプレーヤーで
音楽を聴いたりしています

一般の入浴剤は、芒硝《ぼうしょう》という硝酸塩《しょうさんえん》に明礬《みょうばん》などの塩類を加えています。色や香りで変化がつけられているのでいろいろと楽しめますが、保温力はそれほど強くありません。私たちがおすすめしている薬用入浴剤（松の葉が原料・粉末）と天然入浴料（杉の葉が原料・液体）があります。体の芯から温まり、毒出しの力が強いと好評です。これらは足湯に入れても効果的です。

なかなか慣れず、「長時間入れない」
という人も多いようです。

✧半身浴ができない！

熱くて入っていられない

⬇

お湯の温度が高すぎませんか？

一般的に、40℃前後くらいが入りやすい温度です。慣れてくると、自分にちょうどいい温度がわかるようになります。追い焚きしたり、お湯や水を足したりして調節しましょう。

腕を湯船の中へ入れていませんか？

腕を上げると頭より上になりますよね。頭寒足熱の原則にのっとり、腕も全部外に出して涼しくしましょう。

寒くて我慢できない

⬇

下半身から温める

まず足元にお湯をかけて温め、かけ湯をしてから入りましょう。それだけで、「温かくなった」と感じられます。

上半身が寒いなら……

時々肩までつかるといいでしょう（20～30秒）。入浴後10分もすれば、下半身の芯のほうまでお湯の温度がしみて、上半身を出していても寒くなくなります。よく「肩までお湯につけて、100数えなさい」と言われますが、これは、湯冷めを引き起こす入浴法なので止めましょう。

寒い時はとくに追い焚きを

出る前に少しずつ温度を上げるといいでしょう。そのほうが出てからポカポカします。

✧ぬるめの湯が、だんだん寒くなります……

時間が経てば湯は自然に冷めていき、そのままだと寒くなるのは当然。それで「どうしたらいいでしょうか?」という質問がとても多く寄せられます。迷うことなく、ぜひ追い焚きをしましょう。追い焚き機能がない風呂の場合は、適当に湯を抜いて、熱い湯を入れるなど工夫して調整をしてみてください。

また、風呂から出る前に、徐々に温度を上げてから出ると湯冷めしないで、体が温まる効果は大きくなりますのでおすすめです。

✧靴はどうすればいい?

靴下の重ね履きをすると、それまでの靴が履けなくなります。今までより大きいサイズであることはもちろん、幅広・甲高の靴が必要です。つま先の細い靴は、必要のない時はなるべく履かないほうがいいですね。

スポーツ用品のディスカウントショップには、
いろいろな種類のウォーキングシューズが揃っていて、
男女兼用で履けるデザイン靴も見つかります

4～5枚履きであれば、持っているスニーカーの紐を
思いっきりゆるめれば履けます

靴屋さんに事情を話し、
持って行った靴下をその場で重ね履きして、
ちょうどいいサイズの靴を探します

会社には大きい靴を履いて行きづらいので、
家に帰ったらすぐ靴下を重ね履きします

男性用の靴を使用することも

靴は通販で好みのものを選び、
重ね履きをした状態で自分で足を測り、
サイズのあった靴を注文しています

スーツを着る時は、パンツの裾を長めにして
靴の大きさを目立たなくしています

特殊樹脂素材でつくられた横幅の広いサンダルが、
とても履きやすいです。デザインによってサイズが違うので、
いろいろなサイズで試し履きをしています

私は一年中、靴下を26枚とズボン下を4枚履いています。量が多いので、いつも絹や毛の素材の靴下と、肌着を一緒に洗濯ネットにまとめています。おしゃれ着用洗剤を使って、全自動洗濯機の標準コースで洗っています。干す時は、陰干しが理想ですが、天日に干しても風合いが落ちるだけで効果は落ちません。綿は普通の洗濯用洗剤で洗っても大丈夫です。他の洗濯物と一緒に洗えます。

毎日洗いたいと思う性分なので毎日洗いますが、人それぞれで「洗わなくてもそのまま干して乾かして履いても大丈夫」と言う人もいます。なかにはそれほど洗わない人もいます。

一番肌に近い1～2枚目だけ毎日洗うということでもいいでしょうし、3～4枚目のほうが湿り気を感じるのであれば、そちらを洗えばいいと思います。これについては決まりもありませんし、それぞれの判断で問題ありません。

枚数が少ない時に洗濯機を回さなくても、お風呂に入ったついでにシャンプーで洗うといいでしょう。絹や毛は髪と同じ成分ですから。洗ったあと手でキュッとしぼって干しておけば、割とすぐに乾きます。

✧こんな時は、とくに足元を温めて！

靴下の枚数は、「最低4枚」であって4枚が良いというわけではありません。本格的に冷えとりをすると10枚以上になってきますが、とくに枚数の決まりはありません。基本的には個人の判断です。

ただ冷えを感じたら、なるべく多く重ねて履くようにしてください。不思議なことのようですが、重ねていくうちに冷えを強く感じ始めることがあります。その人はそれだけ冷えていたからで、感覚が正常になってきた証拠です。枚数を減らさず、半身浴も長めにしたり、湯たんぽを多くしたりして冷えとりを強化してください。

✧足元が冷える職場の場合

冷えとりをしたいけれど、昼間の服装は、会社の制服でスカート。ストッキング着用がルールという職場もあります。冬はエアコンがついていても、上部だけ暖かくて、下部は寒いものです。冷えの強い人にとっては、夏も冷房がつらく感じます。

左図のように、デスクの下で足を温めているという人がいました。ダンボールの空き箱でも何でもOK。そこに膝かけなどを敷いて湯たんぽを入れておくのです。その上からまた膝かけをかければ湯たんぽは冷めにくくなりますし、足も温められます。わざわざ何かを買い揃えなくても、家にあるもので工夫して試してみる価値は十分あります。

デスクワークではなく、接客業のような方はいつも立ったままだったり、歩き回ったりしていますから、なかなか昼間は冷えとりができないものです。

歩き回っている分、じっと座って仕事をしている人より足を動かしているので、それほど心配しなくてもいいかもしれませんが、冷えが強くて困っている人にとっては

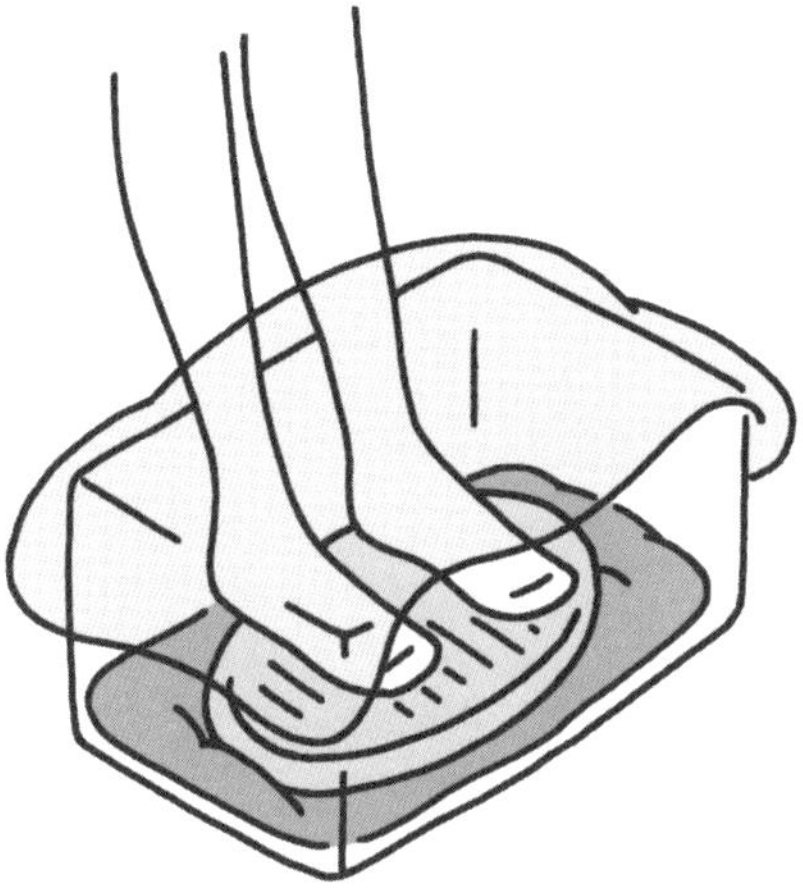

足湯と同じくらいの
効果が期待できます。
何かの時には
サッと動けて便利です。

高価な足湯器などを
買う必要は
とくにありません。

深刻だと思います。

可能なら通勤時は頭寒足熱の格好で、できれば靴下の重ね履きができるといいですね。

帰宅したら、なるべく長めに半身浴をして、お風呂からあがったら湯冷めしないうちに、すぐ靴下を重ね履きします。バスマットの上で靴下を履くぐらいにしましょう。職場以外では、温めることを心がけてください。

104ページにも書きましたが、就寝時によく毒が出ますから、湯たんぽを入れてしっかり下半身を温めてください。

✧冷えによる症状と食べ過ぎで出る代表的な部位

冷えとりをする前と後とでは同じ症状でも異なります。また、症状の出方には個人差があります。この図はあくまで目安程度にご参照ください。

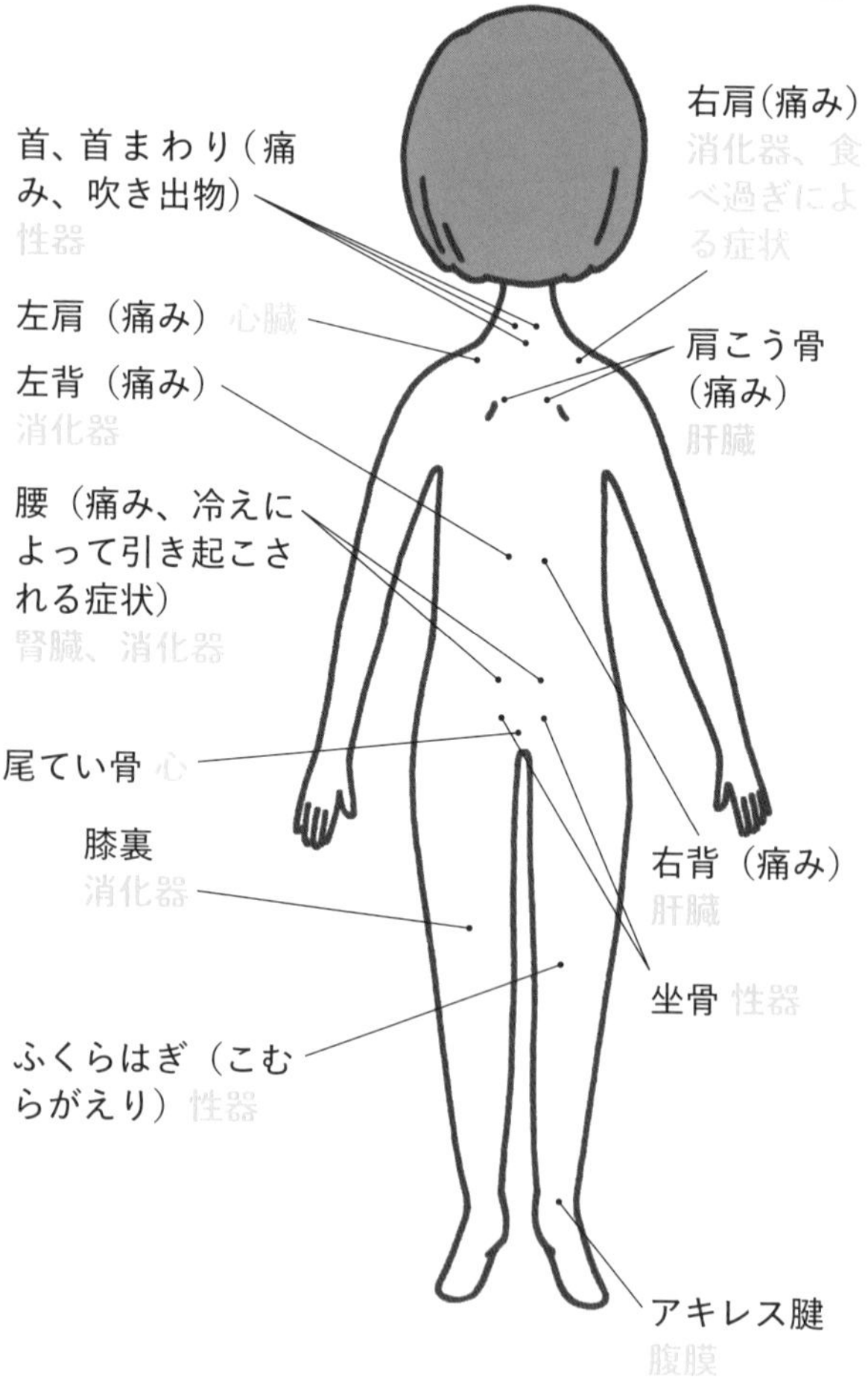

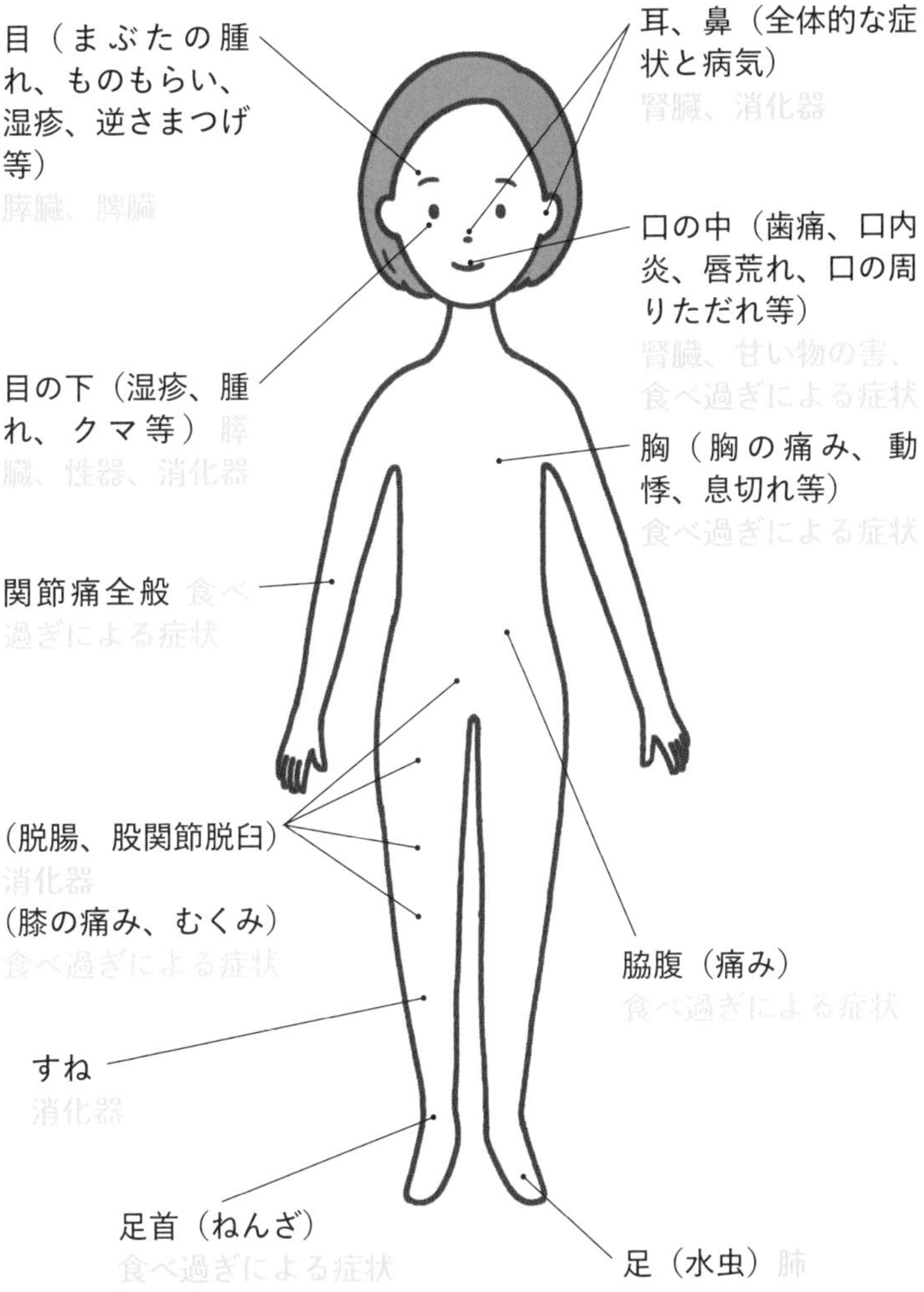
目（まぶたの腫れ、ものもらい、湿疹、逆さまつげ等）
膵臓、脾臓
目の下（湿疹、腫れ、クマ等）膵臓、性器、消化器
関節痛全般 食べ過ぎによる症状
（脱腸、股関節脱臼）
消化器
（膝の痛み、むくみ）
食べ過ぎによる症状
すね
消化器
足首（ねんざ）
食べ過ぎによる症状
耳、鼻（全体的な症状と病気）
腎臓、消化器
口の中（歯痛、口内炎、唇荒れ、口の周りただれ等）
腎臓、甘い物の害、食べ過ぎによる症状
胸（胸の痛み、動悸、息切れ等）
食べ過ぎによる症状
脇腹（痛み）
食べ過ぎによる症状
足（水虫）肺

足から出る毒出しの症状例

しもやけ、水虫、足の臭い、
外反母趾

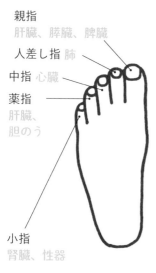

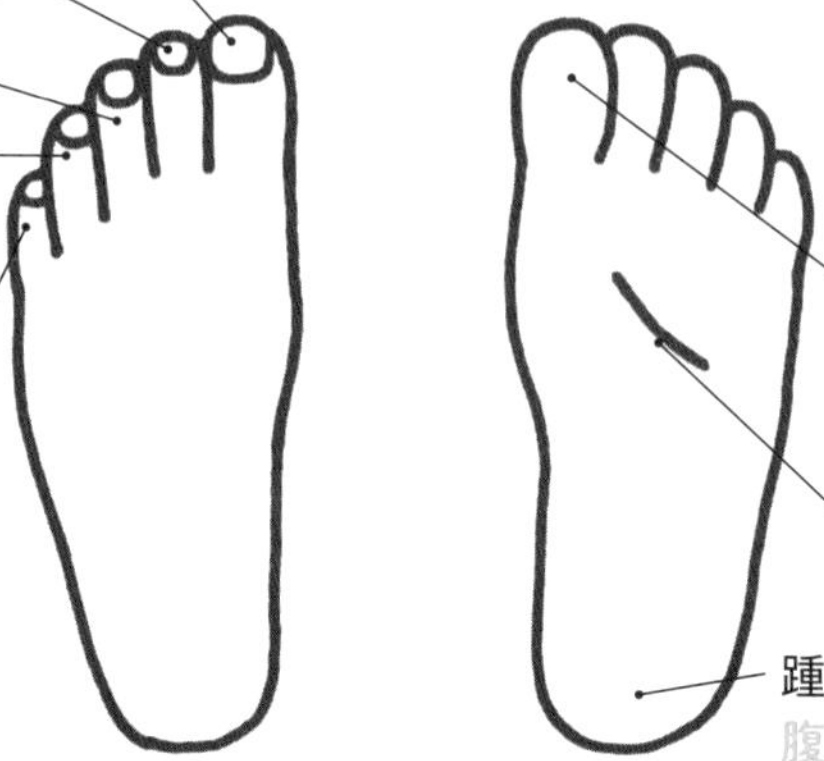

手から出る毒出しの症状例

水あれ、しもやけ、傷、いぼ、
水虫、突き指、骨折、火傷

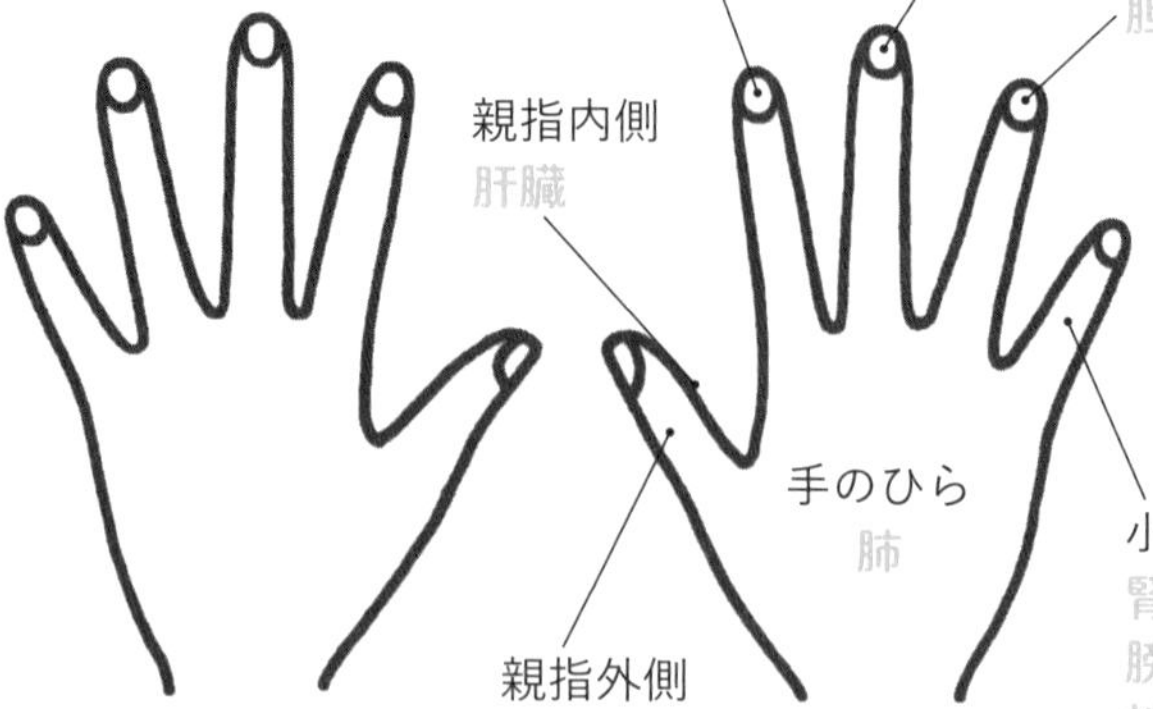

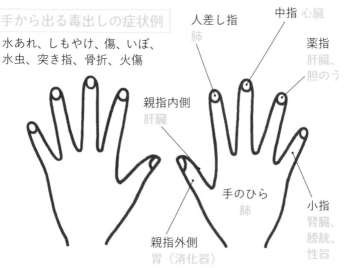

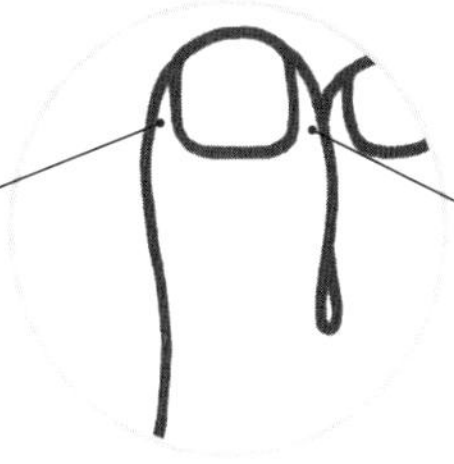

親指一例

主な症状

日頃、体質として何気なく出ているものは、
すべてサインと肩代わりです。

- 頭痛
- 耳鳴り
- 中耳炎 等、耳のまわりに出る症状
- 鼻血、鼻水
- 鼻の中のできもの
- 口内炎、ただれ
- 舌のただれ
- 喉の痛み
- 痰、咳
- 歯痛
- シミ、ソバカス、アザ
- 涙目
- 湿疹、じんましん
- 眼底出血
- ものもらい
- 逆さまつげ
- 肩こり、首痛
- 関節の痛み
- 背部、胸部の痛み
- アトピー症状
- 吹き出物
- 股関節の痛み
- 筋肉痛
- 腹部の痛み
- 脱腸
- 骨折
- 体臭、口臭
- 膝、肘の痛み
- 吐き気
- 腰痛
- こむらがえり
- アキレス腱の痛み
- 水虫
- 生理不順
- 生理の多量出血
- 痔、下痢
- ほくろ、いぼ、魚の目
- 骨のゆがみ
- はげ、抜毛、白髪
- 顔色全般……
- 怪我全般……

冷えとり靴下
「正《せい》活《かつ》絹《けん》」ができるまで

進藤義晴・進藤幸恵×
山内譲治・山内紀子（ＪＮ）

糸の種類や編み方など、進藤義晴先生の指導を反映させてつくられている唯一の冷えとり靴下が、JNの「正活絹」です。全国各地の愛用者から、「今まで味わったことのない履き心地」「重ね履きしやすい」と好評。

山内譲治さんは、もともと靴下の製造とはまったく無縁の会社に勤務されていました。しかし「冷えとり」の考え方にいつしか共感し、仕事を辞めて本格的にオリジナルの靴下製造を始められたのです。

初めは「冷えとり」に関心がなかった

――「冷え」について世間でも関心が深まって、たくさんの本が出版されたり他のメディアでもとりあげられるようになりました。絹の5本指靴下も、調べてみるとずいぶんさまざまな商品がありますね。

幸恵　今はいろいろな5本指の靴下があるけれど、昔は軍足のごつい綿のものしかなかったんですよ。それで、うちの父と「絹の5本指を誰かつくってくれないかな」って話していました。その頃山内（譲治）さんは、無添加の酵母パンをつくっているパン屋さんにお勤めだった。営業などをしていらしたのよね。

譲治　まあ業務全般のことをやっていました。

幸恵　私は冷えとりの靴下販売をしているのですが、自然食のことをやっていた方のご紹介で山内さんの会社とおつきあいを始めました。最初のうち山内さんは、冷えとりの話をしても、「ふうん」という感じでしたよね。

譲治　その頃はやはり、5本指に抵抗がありました。体裁が悪い気がしましてね。

幸恵　膝が痛いとか、ギックリ腰がつらいとか、いろいろ言っていたから、私と一緒に仕事をしていた仲間が一生懸命、「うちの子のアトピーも冷えとりで治ったのよ」とか、いろんなお話をされた。でも、「そんなもので治るわけないさ」みたいな感じで、冷えとりをやってくれそうもなかった。

譲治　5本指靴下自体がまだ一般的じゃなかったし、重ね履きなんていうことも知らなかったですからね。お話を聞いても、「何だか変わったことをやっているな」と、そんな印象でした。

幸恵　でも、たまたま「5本指靴下がどこかにないかしら」っていう話をしたら、「僕が聞いてあげようか？」って言ってくれたのよね。

譲治　僕の住む岐阜県の羽島市は、繊維の町。それでアパレル関係の友達がいるので、頼んでいたのです。

幸恵　30年ぐらい前の話かな？

譲治　僕が靴下の製造を始めたのが平成元年ですから、30年以上前の話ですね。その頃は若かったこともあり、自分自身はまったくやる気がなかった。でも、年数が少し経ってから、やっぱりこれは専門的にやらないといけないって思い始めました。それで会社を辞め、冷えとりの靴下をつくる仕事を生業にしました。

幸恵　知らないうちにはまってしまって、「僕がひと肌脱いでつくる！」って（笑）。

譲治　先生（義晴）の本を時々読んでいて、自分のアンテナに引っかかったところがありました。簡単だけど、言っていることはすごく理に適《かな》っている。初めの頃は、「自分がやってみよう」というより、「この本はまともだぞ」って偉そうに思っていました（笑）。

幸恵　へぇー、そうだったの。

譲治　今でも時々本を読み返しますが、ブレたところが全然ない。ものすごくシンプルで、あまり無理もなく自然な感じ。でも、「冷えとり」って、すべて自分がやらないといけないのです。もらった薬を飲むとか、注射を打ってもらうとかそういうことではなく、自分の考えだけですべてやらなきゃいけない。まあ少しずつ……抵抗しながら……だんだんはまっていきました。家内（紀子）のほうは、最初からずっと真面目にやっていましたけれど。

紀子　靴下を履いてくださっているお客様からお手紙をいただいたことがきっかけです。こんな風に言ってくださる方がいるのに、自分が履いたこともない、効果を知らないというのは許されないと思って履くようになりました。

譲治　僕のほうは、別に靴下に特化した話ではなく、食べ物とか、気持ちのあり方とか、少しずつ全体的に入っていくという感じでした。ただ、簡単で非常に理に適っていると頭の中では思っていたのですけれども、自分に厳しくやらないと難しい。意識ではわかっているけれど、なかなか実際に5本指靴下を履くとか、タバコを止めるとか、お酒を止めるとかはね。

幸恵　うん、そうね。

譲治　幸恵さんたちがやっているのを見ていても、「どうもあの格好は……」と思ってしまってね。男としての沽券《こけん》に関わるような感じで、なかなか受け入れられなかったのです。何がきっかけで履き始めたか、あまり鮮明には覚えてないんだけど、何となく少しずつ。

幸恵　私も最初は嫌々でしたから。

譲治　履き始めたのは割とすぐだったと思います。でも、真剣な思いで履くようになったのは、もう少しあと。今みたいにいろいろな事例がなかったし、その当時はお互いにそういう話をすることもありませんでした。

ゆるやかな、絹の5本指靴下

義晴　冷えとりのために5本指の靴下が欲しいと思ったけれども、初めの頃はどこにも絹の5本指はなかったのです。それで、水虫対策としてホームセンターで売られていた木綿の靴下を履いていた。でも、直に絹を肌につけたい。

正活絹の靴下ができるまでは、絹の端切れを筒形に縫って、その筒を履いていた。それで指を1つずつ絹の布で巻いて、その上から木綿の5本指の靴下を履いて試していたのです。

譲治　絹の糸は、業者の人に見てもらったものを何本か先生にそのままお見せして、選んでいただきました。今もその時とまったく同じ糸を使っていますし、製法も変わっていません。

義晴　絹でさえあればどんなのでもいいわけですから、こちらからは何も言わなかったです。わざわざ上等の絹じゃなくても、くずの絹でも何でも。絹であればいいです。着古したやつでもいいし、ボロでも構いません。

幸恵　糸を選ぶ時、たしか私も一緒でした。値段はピンキリあるけど、あまり高いのにする必要はないと言っていたのは覚えています。

義晴　絹には他の繊維にはない、「毒を出す」という非常に貴重な性能がありますので、それでさえあれば何でもいい。ただ、工業的なもの自体はあまりよくないものですから、下手なコーティングなんかはしていないほうがいいです。普通に糸取りしているもののほうがいい。

譲治　僕は先生に言われた糸で、織りました。あとで専門業者に「この糸はどう思いますか」と聞いたら、「そういうものをつくるには、この糸がベストです」と言われた。だから、先生はそういうこともわかるのだなと思いました。
義晴　いや。時々そういう勘が働くんです(笑)。
譲治　5本指靴下の機械というのは、もともと軍足でありましたから、特別な機械ではないのです。でも、「絹の5本指」ということでね。僕はまったく……それこそ幸恵さんよりも知らない状況ですから。つくるとはいうものの「目の粗さはどんな感じかな?」など試行錯誤で。忘れもしないですけれども、一番初めにできた靴下はゆるゆるだった。わざわざゆるく編んでつくったのですが、もう本当に、不良品みたいにゆるゆるの目だったのです。でも「これでいいです」と先生がおっしゃった。
義晴　履いてみて、「爽やかで、温かくて、気持ちいい」と思いました。
譲治　先生は特別難しいことはおっしゃらなかった。「ピシッとサポートする感じは必要ない。絹で包まれるような感じで履ければいい」ということでした。履いても指が抜けてしまうぐらいゆるゆるなのですが、別にそれがゆるいと感じない。だから僕らつくる側も感心しました。とにかく「履きやすく、気持ちがいい」という基準にのっとってずっとやっています。
幸恵　今、他でも「絹5本指靴下」を売っているけれど、100%のものはなかなかね……。
譲治　普通は弾性糸という髪の毛よりもっと細くてゴムみたいに伸びる繊維、それを1本絹と一緒に編むと、絶えず目がピシッと詰まって、ものすごく編みやすい。でもうちのは弾力がまったくないものですから、ちょっと糸の送りが弱かったり、湿気があったりするとたいへん。正直言ってやっぱり編みにくいのです。いつも誰かが見ていないといけない。
それに天然素材ですから、ロットによって、良い糸もあれば悪い糸もありますしね。機械で大量に画一的につくろうと思うと、ちょっと面倒くさいです。

義晴　ナイロンの糸を1本入れると、非常に編みやすくて能率はいいし、見た目も格好がいい。だけどだんだん締まってくるから、あまりたくさん重ねて履けなくなる。それに、化学繊維は毒が体から出るのを邪魔するので具合が悪い。

譲治　だからあえて化学繊維は入れていません。それで市販しているようなサーッと目のきれいな靴下とは違うものになってしまいますけれど。

それに編んでいる時、普通は重さで下に落ちていくのですが、絹は軽いのでなかなか落ちていかない。静電気でくっついたりもします。そういうつくりにくさがありますね。僕がもともと靴下屋だったら、たぶんこういう風な関係にはならなかったと思います。

冷えとりだけのためにつくっていて、みなさんに支えられていますので。そういう意味では、僕もあちこちブレるわけにいかない。

つらいギックリ腰が消えた！

義晴　山内さんは、もともと習慣性のギックリ腰の患者さんで、四季の変化ごとにギックリ腰になっていたそうです。四季の終わり頃というのは、いわゆる土用なのです。土用というのは消化器の季節です。消化器の具合が悪いと腎臓を攻めまして、腎臓を受けもつ第二腰椎の具合が悪くなってギックリ腰を繰り返しておられたのです。でも今では、ギックリ腰だったことを時々お忘れになっていますね。

譲治　年に3、4回ぐらいギックリ腰になっていました。その時はひと月ぐらい動けなくなって。治っても、ちょっと疲れると床から起きられなくて、やっと起きても、車に乗ったら今度は固まっちゃって降りられないとか……。

幸恵　ブロック注射もしていたのよね。

紀子　すごくたいへんでした。

譲治　ひどかった時は、家族でスーパーへ買い物に行って途中で一歩も歩けなくなって、捜しに来てくれるまでずっとそこで待っていました。

紀子　うちは年が近い子どもが3人います。それで、キャンプに何日か出かける前に、スーパーでたくさん買い物をしたのです。幼い子どもたちを連れているのに、主人がギックリ腰で動けなくなって、どうやって車まで行こうかと……。

譲治　あれが最後です。それは冷えとりを始めるちょっと前だったのです。

幸恵　冷えとりをする前の山内さん、よく食べていましたよね。仕事の関係で一緒にお食事をした時、すごく早食いだった。出会った頃は、赤黒〜い顔をしていたし。

譲治　何ともならない時がずっと続いて、またちょっと良くなって、という繰り返しでしたが、冷えとりを始めたら、知らない間に腰痛がなくなりました。タバコも吸っていましたけれど、それも止めました。冷えとりを知らなくて、ずっと苦しんでいる人もいると思いますから、こういったことも本当に縁かもしれません。

正しい活き方を、平凡に続ける

——「正活絹」というのは義晴先生が命名を？

義晴　ええ。「正しく活きる」、それを助けるための絹ということで。冷えとりの基本は、「正しい活き方」ということなのです。

譲治　「冷えとり」は、靴下とか、半身浴ということだけじゃなく、食べ物、生活、すべてのことなのですよね。生き方そのものの教え。自分の戒めみたいにしながらやっていかないといけない。油断すると、全部自分に来ますから。

義晴　工業的に大量生産し、誰がつくって、誰が買うかわからないというものでなく、「この人が自分のためにつくってくれる」という、そういうものを使うのが本当に体のためになると思います。靴下も、肌着もそうでないといけない。そうすると、つくる人自身がしっかり冷えとりをやって、正しい活き方をしている人じゃないとダメだということになるわけです。

そろそろ物だけじゃなく、心も入れたことを考えなきゃいけないんじゃないかな。

譲治　冷えとりを知った時が、その人の始まり。それで、取っかかりはすごく簡単なのだけれども、自分で責任を取らなきゃいけない。そういう意味で、本当に冷えとりの考え方を吸収しないと継続できないかなと思います。

義晴　続けることが非常に大事です。「継続は力なり」。だから、1日や2日だけとか、1週間で止めにするというのはダメなのです。平凡こそ偉大であり、継続は力である。これが非常に大事だと思います。

譲治　例えば30歳で「冷えとり」に気がついたとします。昔からずっと、何十年もかかって悪いものをためてきたのに、10日や20日や1年で、簡単に抜けるわけがない。治そうと思ったら、一生かけて少しずつ変えていくしかないですよね。

おわりに

「冷えとり」という言葉が広まり、各地で講演や勉強会をする機会が増えました。そこで知ったのは、言葉は広まったけれど、いろいろ誤解が多いことです。

まず、「半身浴」「足湯」は父・義晴が約40年前に考案したことを知らない人がとても多い。「冷えとり」という言葉も、半身浴と靴下の重ね履き、衣食住に関して、父が患者さんたちに健康になるための方法として使った表現です。それまでは、冷えに注目している西洋医学の医師はほとんどいませんでしたし、もちろん冷えとりなんていう言葉は当時ありませんでした。

そういう些細な誤解だけではなくて、大きく誤解している人たちも多い。白湯《さゆ》を飲まなければいけないとか、朝食は抜くべきですよね？　など、〝間違いだらけの冷えとり〟の質問が多くなってきました。久しい健康ブームのなかで、あらゆる情報に振り回されているのかなと思います。

Epilogue
おわりに

喫茶店でコーヒーを頼んだり、食事会でお酒をいただいたりしただけで、物凄く驚かれることがあります。私がガチガチの人間だと思われているとすれば、それはまったくの誤解です。カップラーメンを食べる時もありますし、細かいことは気にせず、毎日しっかり冷えとりをすれば大丈夫だと思っています。細かいことを気にしすぎたり、自分をがんじがらめにしてつまらない生活をおくっていることのほうが不健康というものです。

冷えとりを始める人には、最初、頭がガチガチの人を多く見かけます。きっとまじめな人が多いのでしょう。とくに、自分に厳しい人や凝り性の人からは、こうでなければ、と強い思い込みのようなものを感じることがあります。

ところが、冷えとりは簡単すぎるぐらい簡単。本書にしっかり書きましたが、家にあるものでできます。しかも基本は、湯船につかっているだけ。靴下を履いているだけ。など拍子抜けするほど簡単なものです。

それなのに、本当にいろんな質問を受けます。そして、どうでもいいことがとても多くて、返答に困ることすらあります。

あまりに簡単すぎて、どれほどの効果があるのか初め想像もつかないのは、ある意味当然のこと。父に言われて始めた私も、最初は全然乗り気じゃなかった。だから「そんなもので治るのか」と疑問をもたれる人の気持ちもよくわかります。

しかし実体験として、体調が悪かったのが、冷えとりをしているうちに良くなっていきました。当たり前のことですが「やってみたからわかった」ことです。自分の体験だけでなく、周りでどんどん良くなっていく人を目の当たりにしたり、全国の驚くような報告を受けたりするうち、非常に効果が高いのだと実感していきました。

あまり頭でっかちにならずに、とにかくやるだけやってみてほしい。それが健康への第一歩というものです。実行しないと良くもなりません。これは、多くの人たちに会って一番強く感じていること。私はこれ、意外にも冷えとりをやる上で一番大事なことだと思っているのです。

冷えとりは、始めても止めてしまう人がいます。それは、人によって事情は違います。少し良くなってもういいかな、と止めたり、その時は期待したような劇的な変化を感じなかったり、健康オタクのような人は、いろいろな健康法に乗り換えていったりします。

しかし、戻ってくる人も多いのがこの冷えとりの不思議なところ。そういう人たちは、よりいっそう冷えとりの良さがわかるようです。それに、人にはそれぞれタイミングというものがあるのだな、と私も教えられました。

たとえ、周囲に冷えとりをしてもらいたい人がいたとしても、決して無理強いはしないでください。人によって必要なタイミングというものがありますし、何より「これ、やってみよう」とか「よし！　これは間違いない！」と本人が思って始めたほうが、長く続きますし、より効果も期待できます。私が講演や勉強会で、基本的には靴下などの販売をしないのもこのためです。

この本を手にとられたあなたとは、きっとご縁がつながったのだと思います。いったん冷えとりから離れることがあっても、また戻って冷えとりを始めるのだって構いません。父とともにいつでも応援します。

本書によって、少しでもあなたの体が整い、心も整うことで、父が言うような「正しい活き方」のお手伝いができればとても嬉しく思います。

２０１１年９月

進藤幸恵

本書は、２０１１年10月にＰＨＰ研究所から刊行された『これが本当の「冷えとり」の手引書』に、大幅に加筆修正したものである。

〈著者略歴〉

進藤義晴（しんどう　よしはる）

1923年生まれ。1948年大阪大学医学部卒業。1971年小牧市民病院勤務後、1981年同病院退職。その後、自宅で治療院を開業。1991年に閉院。

進藤幸恵（しんどう　ゆきえ）

進藤義晴の二女。子すずめ・くらぶ主宰。父に代わって15年ほど前から講演や勉強会に出るように。父・義晴と夫と猫９匹と暮らす。

子すずめ・くらぶ　進藤幸恵

〒485-0048　愛知県小牧市間々本町 282-1

TEL　0568-76-0295

FAX　0568-71-5647

メールアドレス　kosuzume@ma.ccnw.ne.jp

ホームページ　https://hietori.site/

装幀

根本佐知子（梔図案室）

装画

鹿又きょうこ

本文デザイン

白畠かおり

本文イラスト

米丸ゆみ

幸せになる医術
[改訂版]これが本当の「冷えとり」の手引書

2023年1月10日　第1版第1刷発行

著　者　進藤義晴
　　　　進藤幸恵
発行者　永田貴之
発行所　株式会社ＰＨＰ研究所
東京本部　〒135-8137　江東区豊洲5-6-52
ビジネス・教養出版部　☎03-3520-9615(編集)
普及部　☎03-3520-9630(販売)
京都本部　〒601-8411　京都市南区西九条北ノ内町11
PHP INTERFACE　https://www.php.co.jp/

組　版　株式会社PHPエディターズ・グループ
印刷所
製本所　大日本印刷株式会社

ISBN978-4-569-85388-8